リハビリ現場で使える

# 移動・移乗
## 技術トレーニング

写真と動画でステップアップ

編集●平田　学　神奈川リハビリテーション病院

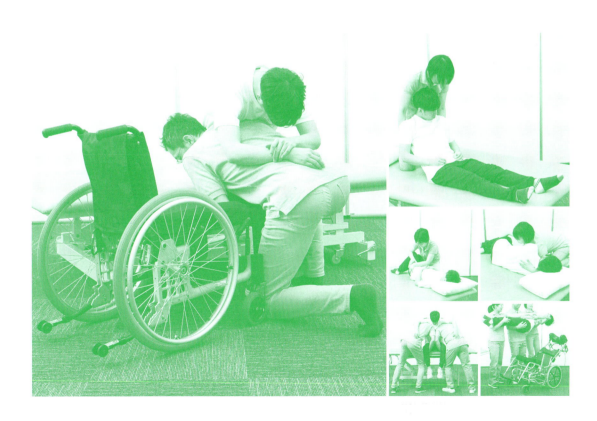

中央法規

# はじめに

　なぜ，セラピストによる移動・移乗技術なのか。私たちは1989（平成元）年から，継続して理学療法士に対する移動・移乗法の研修を行っています。研修参加者と接するなかで，セラピスト自身が自由に動けていないこと，相手の方の身体の動きをイメージすることが難しいことがわかってきました。この基本的な技術が磨かれないまま，機能障害をもつ方の支援を行うというのは，錆びた包丁でトマトを切るようなもので，頑張れば頑張るほど悪い結果を導きます。

　セラピストは学生時代に解剖学，生理学，基礎医学，義肢装具学，運動学などさまざまなことを学びます。これら基本的な学習のもと，何が正常で何が異常かを見分けることはできますが，どちらかというとマイナスな部分を列挙しその原因を追究することに多くの時間を費やしています。障害をもつ方や高齢の方が生活のなかで能動的，自立的に機能回復・維持していくためには，よい部分を見つけることができる（感じ取れる）能力が必要です。

　本書の目的は，移動・移乗技術のトレーニングを通して自分自身の身体の動きを，また対象者の身体の動きを知ることです。本書で伝えている技術は頸髄損傷者をはじめとした全介助を必要とする人々に対する技術が中心です。全介助法であるがゆえに身体のつながりをしっかりと意識しないとうまくいきません。この身体のつながりを大切にした技術を身につけることで，幅広い対象の方へ対応できると考えています。

　本書が生活を支える臨床家としてステップアップするためのトレーニングブックとして皆様に活用していただければ幸いです。


2019年7月

平田　学

# この本の活用の仕方

　Part 1では移動・移乗にかかわるうえで私たちが心がけていることを伝えています。Part 2で移動・移乗を行う上でのセラピストの身体づくりについてトレーニング方法を提案します。Part 3ではPart 2で練習した基本技術をもとに，全介助法について練習します。全介助法を修得することで，人の身体の動きに自分の動きを無理なく合わせる技術を身につけます。Part 4では症例を通して，介助・誘導方法について紹介します。私たちセラピストが介助する場合，対象者の能力を見極めつつ本人の能力を引き出すように心がけています。その思考過程と実際の支援についてお伝えします。Part 5では私たちの技術の背景となる考え方について玉垣氏に執筆していただきました。対象者がより能動的に動くためのヒントとなる考え方について学ぶことができます。

　本書は読者の皆様が必要な技術だけを抜き出してトレーニングしていただいてもよいように構成していますが，Part 1からPart 5へと順を追って学んでいくことで，より効率よく体得できると考えています。

　またトレーニングをより実りあるものとするために，仲間と練習することを強くおすすめします。介入を行う側としてトレーニングを行うことはもちろんですが，モデルとして介入を受ける経験も非常に重要であると考えています。介入を受ける経験を積めば積むほど，共感する幅が広がり自らの行う技術にも反映され，磨きがかかります。

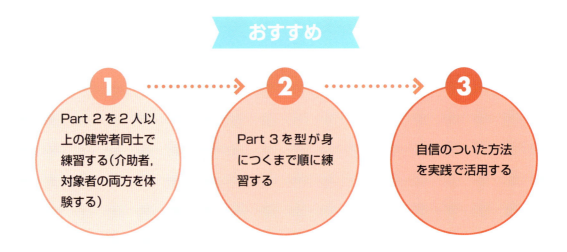

# 執筆者一覧

## 編著者

平田　学　　　神奈川リハビリテーション病院 ● 理学療法士

## 執筆者

澤田あい　　　神奈川リハビリテーション病院 ● 理学療法士
堀田夏子　　　神奈川リハビリテーション病院 ● 理学療法士
那須田依子　　神奈川リハビリテーション病院 ● 理学療法士
森田智之　　　神奈川リハビリテーション病院 ● 理学療法士
森田融枝　　　神奈川リハビリテーション病院 ● 理学療法士
小泉千秋　　　神奈川リハビリテーション病院 ● 理学療法士
玉垣　努　　　神奈川県立保健福祉大学 ● 作業療法士

## 撮影協力

高　啓介　　　神奈川リハビリテーション病院 ● 理学療法士

## 写真撮影

浅田悠樹

## 動画制作協力

グループ現代

# Contents

はじめに
この本の活用の仕方
執筆者一覧
AR マークについて（動画を見る方法）

## Part 1 やさしい介助を目指して

**1** 基本の技術としての移動・移乗支援 ……………………………………… 平田　学 2

**2** 練習は必要 ……………………………………………………………………………………… 2

**3** 対象者と一緒に動く感覚をもつ ……………………………………………………… 2

**4** 役者のように振る舞う ……………………………………………………………………… 4

**5** 触れて伝える，言葉で伝える ………………………………………………………… 5

**6** エチケット：対象者を傷つけない ………………………………………………… 6

**7** 介助者・対象者の互いの限界を知ってから行う …………………………… 6

**8** 介助の負担を減らすポイント ………………………………………………………… 7

**9** ポジショニングによって姿勢を安定させる ………………………………… 8
　　　　　　　Column ▶ 圧迫やズレ力の影響 …………………………………………… 9

## Part 2 自分と相手の身体を知るトレーニング

**A** 自分の身体を知るために ………………………………………………… 澤田あい 12

**1** 自分の身体を感じるトレーニング ……………………………………………… 13

**2** 端座位で支持面と重心移動を探るトレーニング ………………………… 14

**3** 立位で支持面と重心移動を探るトレーニング …………………………… 16

**B** 基本姿勢・動作のトレーニング ……………………………… 澤田あい 18

**1** 腰部と股関節を分離させた動き（蹲踞）のトレーニング …………… 18

**2** 股関節を意識した重心移動のトレーニング ……………………………… 19

**3** 持ち上げるときの基本姿勢・動作のトレーニング AR …………… 20

**4** 支持面の変更による違いを感じるトレーニング ……………………… 23

## C 相互関係を知るトレーニング ··········································· 平田 学 24

### 1 よい手をはぐくむためのトレーニング ·································· 24
1) 触れる AR ··························································· 24
2) 持つ ······························································· 27
　Column 大腿部に乗せると楽になる ···································· 29
3) 手を差し込む ························································ 30
4) 同化（一体化） AR ·················································· 31

### 2 からだの「あそび」を意識するトレーニング ························· 32
1) からだの「あそび」を知覚する AR ··································· 32
　Column 反応を感じ取る ·············································· 33
2) からだの「あそび」と介助 AR ······································ 34
　Column からだのつながりを感じる ···································· 34

### 3 一緒に動く（立ち上がり）トレーニング ······························ 36
1) 立ち上がりを妨げる要素を体験する AR ······························ 36
2) 前方から立ち上がりを支援する ······································ 36
3) 側方から立ち上がりを支援する ······································ 37

### 4 力を伝えるための構えのトレーニング ································· 38
1) 押す構え AR ························································ 38
　Column 手はつなぐところ，体幹は安定するところ，下肢は動かすところ ······· 38
2) 引く構え AR ························································ 40
3) 重さのつり合い ····················································· 41

---

## Part 3 全介助法のトレーニング

## A 起き上がり ·························································· 堀田夏子 44

### 1 背臥位から長座位への起き上がり ···································· 44
1) 前方介助 AR ························································ 44
　Column 起き上がりにともなう支持（基底）面の変更 ····················· 44
2) 後方介助 AR ························································ 46

### 2 背臥位から端座位への起き上がり ···································· 48
1) 側臥位を経由して：背臥位から側臥位へ AR ·························· 48
2) 側臥位を経由して：側臥位から端座位への起き上がり AR ··············· 50

### 3 端座位への起き上がり：背臥位から直接起こす AR ······················ 52
　Column 密着するための工夫 ·········································· 53

v

## B クワドピボット・トランスファー　　　　　　　　　　　　　　　堀田夏子　54

### 1 基本法　54
1) 基本の流れ AR　54
2) 膝の固定　56
3) 組み方　56
4) 重さのつり合い　57
Column つり合いの練習　57
Column クワドピボット・トランスファーの三次元動作解析：習熟度による違い　58

### 2 クワドピボット・トランスファー：立位介助 AR　60

### 3 クワドピボット・トランスファー：変法 AR　62

### 4 クワドピボット・トランスファー：膝立ち介助 AR　64

## C 移乗介助　　　　　　　　　　　　　　　　　　　　　　　　那須田依子　66

### 1 2人で行う移乗介助①（トランスファーボード使用）AR　66
Column 持ち上げ介助の弊害　その1　67

### 2 2人で行う移乗介助② AR　68

### 3 3人で行う移乗介助 AR　69

### 4 腿乗せ移乗介助 AR　72
Column 介助法のバリエーション　73

### 5 ハネムーンリフト AR　74
Column 成長と介助法　75

## D 車椅子上姿勢調整　　　　　　　　　　　　　　　　　　　　那須田依子　76

### 1 前方への移動 AR　76

### 2 側方への移動 AR　77

### 3 1人で行う後方への移動 AR　78
Column 持ち上げ介助の弊害　その2　79

### 4 2人で行う後方への移動 AR　80

## E 端座位移動　　　　　　　　　　　　　　　　　　　　　　　　森田智之　82

### 1 端座位で前方への移動 AR　82

### 2 端座位で後方への移動 AR　84
Column 回転運動　85

**F** 臥位移動 ……………………………………………………………………… 森田智之 86

**1** 背臥位で頭方向への移動：上方移動 ……………………………………………… 86
　①手技1　介助者の大腿部を対象者の坐骨に当てて行う方法 `AR` ……………… 86
　②手技2　対象者の両下肢を介助者の下肢に乗せて行う方法 `AR` …………… 87
　　`Column` スライディングシートの活用 ………………………………………… 87
**2** 背臥位で脚方向への移動：下方移動 ……………………………………………… 88
　①手技1　対象者が膝立位で行う方法 `AR` ………………………………………… 88
　②手技2　対象者の両下肢を介助者の下肢に乗せて行う方法 `AR` …………… 89
**3** 背臥位で側方への移動：側方移動 ………………………………………………… 90
　①手技1　介助者から遠ざかる方向への移動 `AR` ……………………………… 90
　②手技2　介助者に近づく方向への移動 `AR` …………………………………… 92
　③手技3　膝立位で側方への移動（介助者から遠ざかる方向へ）`AR` ……… 94
　④手技4　下肢を乗せて側方への移動 `AR` ……………………………………… 95

**G** 腹臥位への寝返り …………………………………………………………… 森田智之 96

**1** 背臥位から腹臥位への寝返り `AR` ………………………………………………… 96
**2** 長座位から腹臥位への寝返り `AR` ………………………………………………… 98
**3** 腹臥位から背臥位への寝返り …………………………………………………… 100
　①手技1　介助者側への寝返り `AR` ……………………………………………… 100
　②手技2　介助者から遠ざかる方向への寝返り `AR` ………………………… 102
　　`Column` 重力も力源 …………………………………………………………… 102

---

## Part 4 介助の実践

**A** 頸髄損傷完全四肢麻痺例：
頸髄損傷完全四肢麻痺者に対する全介助方法 ……………… 森田融枝 106

**1** 背臥位から車椅子乗車までの介助 …………………………………………… 106
　①ベッド上側方移動 ……………………………………………………………… 106
　②背臥位から端座位への起き上がり …………………………………………… 107
**2** 端座位から車椅子座位への移乗 ……………………………………………… 108

**B** 脳卒中右片麻痺例（麻痺側下肢の支持が得られず，自力での立ち
上がりが困難な例）：ベッド上端座位から車椅子までの移乗介助
………………………………………………………………………………… 森田融枝 110
　①症例の座位バランス評価 ……………………………………………………… 111
　②座位評価から移乗方法を選択する …………………………………………… 112

vii

3）移乗方法の変更：非麻痺側上肢支持を用いない移乗介助方法に変更する ……………………… 113

4）動作の安定にともなった介助方法の変更：移乗の自立に向けて …………………………… 114

## C 高齢不全頸髄損傷例： 下肢機能を引き出す介助例―背臥位から車椅子まで …………… 小泉千秋 116

1）背臥位で動くための身体準備 ………………………………………………… 117

2）側臥位への寝返り ……………………………………………………………… 117

3）側臥位から端座位への起き上がり …………………………………………… 118

4）移乗の準備：立ち上がり ……………………………………………………… 119

5）移乗の準備：車椅子に近づく臀部移動 ……………………………………… 120

6）ベッドから車椅子への移乗 …………………………………………………… 121

7）車椅子姿勢の最終調整 ………………………………………………………… 122

## Part 5 誘導入門：能動的に一緒に動く

### 1 クラインフォーゲルバッハの運動学 …………………………… 玉垣 努 124

1）支持面（支持基底面） …………………………………………………………… 125

2）運動の拡がりと支援活動 ……………………………………………………… 125

3）立ち上がり動作の個別性の分析に基づいた介助誘導 ……………………… 126

### 2 生態心理学を用いた概念：ダイナミックタッチとは ……………………… 129

### 3 患者の支持面を知覚する（遠隔触：リモートタッチ） ……………………… 130

1）麻痺した身体を知覚できるか？ ……………………………………………… 130

2）上手な介助者は対象者の支持面を知覚しているのか？ …………………… 131

### 4 セラピストの技術の差が患者に与える影響 ………………………………… 135

1）身体間のコミュニケーション（共感）という考え方 ……………………… 135

2）セラピストの技術の差 ………………………………………………………… 135

3）技術の習得のための練習効果について ……………………………………… 136

# 🎞 ARマークについて（動画を見る方法）

**スマートフォンやタブレットをかざして動画を見よう！**

スマートフォンやタブレットで「ARマーク」のついている写真を読み込むと，一連の動作を動画で確認することができます。

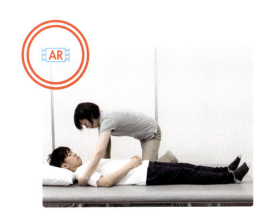

## ARアプリのインストールと使い方

### ❶ 無料アプリをインストール

App Store（iOS）/Google Play（Android）から「ココアル2」または「COCOAR2」と検索し，アプリをインストールしてください。右のQRコードから各ストアへ移動することができます。

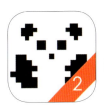

ココアル2
COCOAR2

iOS　　Android

### ❷ アプリを起動して読み込む

COCOAR2を起動して，「ARマーク」がついている写真にかざしてください。アプリが画像を読み込むと，動画が表示されます。

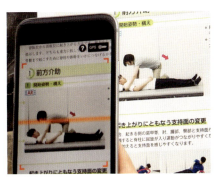

### ❸ 書籍の解説を合わせて確認

動画と書籍の解説を合わせて確認して，理解を深めましょう。

\* ご利用の機種やOSのバージョン，通信環境によっては，アプリが正常に動作しない場合があります。
\* 動画の視聴は無料ですが，通信料はお客様のご負担となります。動画の読み込み・閲覧にあたっては，Wi-Fi環境を推奨します。
\* COCOAR2は，スターティアラボ株式会社が配信するクラウド型ARアプリケーションサービスです。アプリの詳細な機能・最新の対応OS等については，各ストア等をご参照ください。
\* 動画は予告なく終了することがあります。予めご了承ください。
\* 本AR動画に関する全ての権利は，著作権者に留保されています。理由のいかんを問わず，無断で複写・放送・業務的上映をすること，第三者に譲渡・販売することは法律で禁止されています。

# Part
# 1

# やさしい介助を
# 目指して

平田 学

## 1 基本の技術としての移動・移乗支援

リハビリテーション専門職の養成課程では学ぶべき内容が多く，自分の身体を動かすことや人に接する技術について時間が十分に確保されているとはいえません。そのため，仕事を始めてから苦労している人が多いと思います。職場で先輩から助言を受ける機会があればよいのですが，なかなか教わる機会がなく経過する人も少なくないはずです。基本を教わらないまま，見よう見まねで技術を身につけているのではないでしょうか。

そのようななかで在宅生活へとつなげるために家族や支援者に移動や移乗の支援の方法を伝えることはありませんか？　さらに数年もすると他の専門職から介助技術の指導を依頼される場合もあると思います。きっと，戸惑いながら教える立場になっている人も多いのではない

でしょうか。

リハビリテーションの現場でかかわる高齢者・障害者は移動や移乗に困難さを抱えている方がほとんどです。ともすればベッド上で過ごすことも多くなりがちです。ベッドから離れることがつらい，もしくは怖い方が，いかに安心して離床できるかは私たち介助者の技術にかかっています。これは，廃用症候群の予防や機能改善にとどまらず，社会参加につながる重要な一歩となります。

誰からも信頼され，さらには自分の身体を守り，これから何十年も仕事を続けるために，できるだけ早いうちにしっかりとした基本技術を身につけていきたいものです。

## 2 練習は必要

どちらかというと不器用な筆者も理学療法士としてのひと通りの支援技術を身につけることができました。上手な先輩の見本をもとに繰り返し練習をするとともに，同僚とその技術についてさまざまな視点から検討しました。他人に技術を身につけてもらうための伝え方を探求することは，その技術の本質的な部分を探求する過程でもあり，それらのエッセンスをこの本では紹介します。

介助法などの支援技術は知識として知ればすぐにでき

るわけではありません。見かけ上は支援ができていたとしても，実は互いに大変な思いをしていることはよくあります。特に男性は力があるので，負担自体を自覚しにくいようです。相手にも自分にも無理のない支援は無駄な力を使わない支援です。新たな運動課題は繰り返し行うことで自分の動きとして身につけることができます。介助法や誘導も基本を押さえてトレーニングすれば，上達できます。

## 3 対象者と一緒に動く感覚をもつ

セラピスト*自身に余裕がない状態では，対象者の状態を上手に感じ取ることができていません。よかれと思

い支援していることが，気づかないうちに患者や利用者の動きの妨げとなっていることもよく見られます。解決

---

＊：セラピストはPT（physical therapist，理学療法士），OT（occupational therapist，作業療法士）などのリハビリテーション専門職を示す。

策を見つけていくためにはその人のよいところ，つまり改善の可能性を見つけていくことが必要です。何につまづき，何をサポートすれば自立に向かうのか，その人とともに動くことで感じ取ります。そのときに，邪魔せず合わせられるようにセラピスト自身が自由に動けなければうまくいかないのです。

また，「してあげる」の前提では，介助量が多くなりがちです。これは過介助の原因となります。「一緒に動く」という感覚でのぞむと，対象者ができないところをサポートすることに徹することができます。そうすることで，あたかも対象者が自分で動いたような気持ちよい感覚が得られ，もっている機能を発揮し，自発的に動くことを促せます。

### 立ち上がり

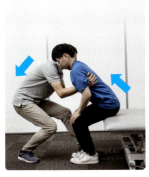
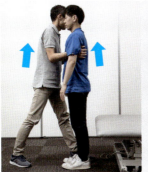

- 介助者が対象者の視線を遮らないように立つことで前屈を促します
- 本人の動きに合わせて一緒に動きます

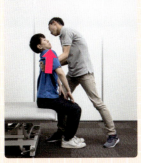
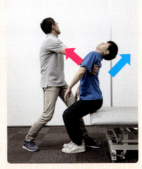

- 介助者の立ち位置が近すぎるため，対象者が前傾できず下肢の力を発揮できません。結果として抱え上げています
- 介助者の立ち位置が遠く，対象者を無理に前傾させようとして引っ張り合い，必要以上に力を使っています

### 起き上がり

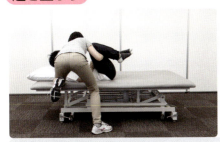
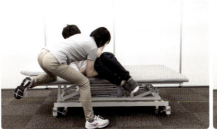
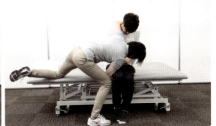

- 介助者と対象者の位置関係が変化しないことに注目しましょう

#  役者のように振る舞う

　はじめて会う対象者にあなた自身はどのような顔や構えをしていますか？　聞きなれない疾患や，苦手な世代の方に接するとき伏し目がちで不安な顔をしていませんか？　また，よくかかわる疾患であったり，仕事に自信がつき始めて，横柄な態度となっていませんか？　患者や利用者は私たち専門職の様子を敏感に感じとっています。セラピストは役者のように自分の振る舞いについて意識を払い，コントロールできると相手の協力を得られやすくなります。安心感を与えることが基本ですが，場合によっては適度な緊張感を提供できるように振る舞います。信頼関係を結ぶうえで役者のように演じることも必要な技術と考えています。

## 構え

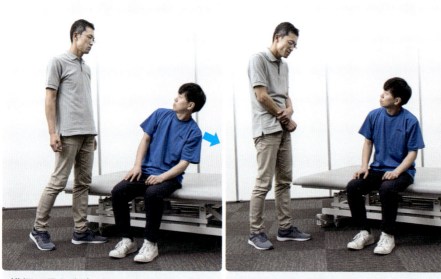

横柄に見えます　　　　不安そうに見えます

## 表情

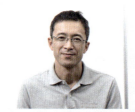 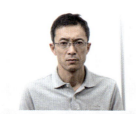 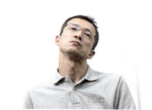 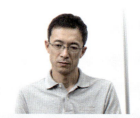

穏やか　　　　怒り　　　　横柄　　　　不安

## 5 触れて伝える，言葉で伝える

　介助の前に，対象者に声かけをすることはとても大切です。多くの場合，声かけをすることで対象者にこれから何をするのか見通しを伝え不安や緊張を与えることなく，協力を得ることができます。

　しかし対象者のなかには，声かけをすることで自分なりのパターンで動作を行ってしまう場合も少なくありません。このような場合，声かけをする前に動くための手がかりを提供することで望ましい動きを導きやすくなります。

　空間で自分の身体の状況を認識するのは難しいことです。動くことに困難さをもっている人は静止した状態が長いため自身の身体の認識が一層難しい状態にあります。上手に手がかりを与えることで望ましい動きを導くことができます。

### 手がかりを与える

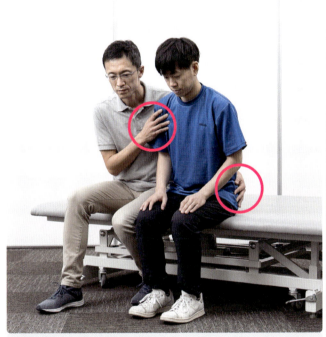

a) 触ってから口頭指示で立ち上がる
- 触れることで動いてほしい方向やタイミングを伝えることができます

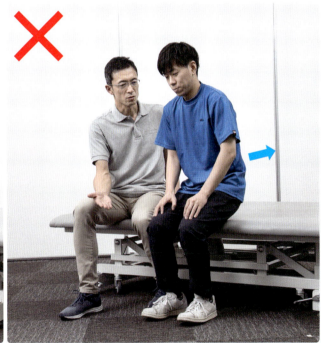

b) 口頭指示のみで立ち上がる
- 口頭指示のみでは，多様なパターンとなりやすい

## 6　エチケット：対象者を傷つけない

　移動移乗を支援するときには，お互いの距離は非常に近くなります。快・不快と感じるパーソナルスペースは個々により異なると思われますが，近づいても不快に感じない配慮は必要です。右の写真のように，ネームプレートや時計など身につけているもので対象者を傷つけてしまうことを避けるため，支援する前に外すのが原則です。

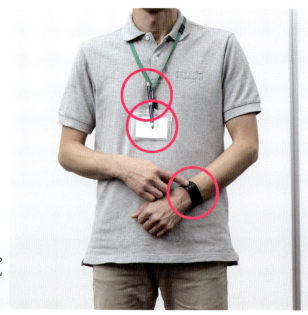

ネームプレートや時計，ペンは必ず外す

## 7　介助者・対象者の互いの限界を知ってから行う

　優れた移動・移乗技術を身につけることができれば，今まで対応が困難であった人にも安心して支援できますが，やはり限界はあります。とりわけ移乗の際は転落・転倒によるリスクが高いので要注意です。はじめて接する対象者の能力やどの程度協力が得られるかもわかりません。

　体格の大きい対象者は共倒れの可能性もあるため無理は禁物です。可能であればもう1人の介助者の助けを得るか，福祉用具などを使った方法を選択しましょう。

　また，自分の能力の範囲かどうかを見きわめるためには，対象者の「能力」や「からだのあそび」を知るために，どの程度の力で動くのかを「測る」ことをおすすめします。実際の介助に入る前に許容範囲かどうか判断がつくので，過度な負担を防ぎ，転落・転倒などの危険を減らすことができます（詳しくはPart 2・3で紹介します）。

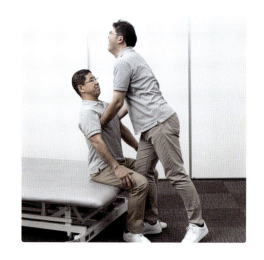

## 8 介助の負担を減らすポイント

　対象者に協力を得られない場合や，緊急性の高い場合には全介助による移動・移乗方法を選択します。このときには，いかに少ない力で介助ができるかを考えることが非常に重要です。

　第1のポイントは垂直移動を極力避けることです。車椅子とベッド間の移乗では，動線上の障害物となる車椅子のアームサポートが外れ，ベッドの高さが調整できれば水平移動が可能となります。水平移動する場合に支持面との接触面に摩擦力が生じますが，トランスファーボード（スライディングボード）やスライディングシートを敷くことで少ない力で移動できます。

　第2のポイントは垂直移動が生じる場合は複数名で介助を行う，もしくは，福祉用具を使用することです。垂直移動を人力で行うには持ち上げ介助が必要になります。これでは支援者が高い技術で移乗を行ったとしても一定量以上の荷重を担うことになります。日常的に垂直移動が必要な場面ではリフト等の福祉機器を積極的に活用しましょう。

### 移動の障害となるパーツの取り外し

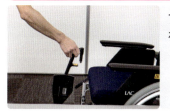
フット・レッグサポートを外す

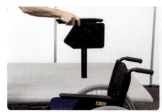
アームサポートを外す

### トランスファーボードとスライディングシート

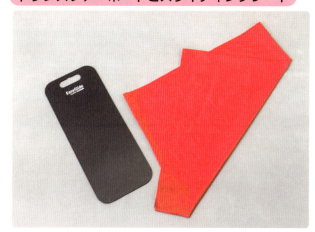

### トランスファーボードを使った持ち上げない介助

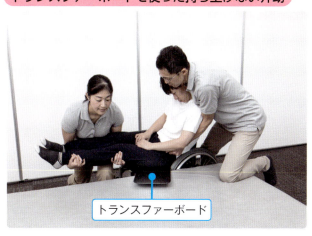
トランスファーボード

### 移乗用リフト

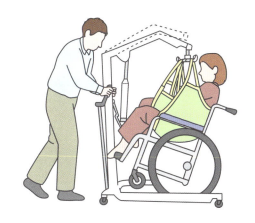

# 9 ポジショニングによって姿勢を安定させる

　移動や移乗に支援が必要な人のなかには，姿勢保持や姿勢変換が難しい人も多くいます。移動や移乗後その場を離れるときには，まず姿勢の安定する位置を探します。また，手すりなどにつかまってもらう，背もたれに寄りかかる，臥位になるなど姿勢の安定を確実に行います。

　また，1人で姿勢を変えられない人は，長時間同じ体位で寝ていなければなりません。無理な姿勢や，動きにくい姿勢は疼痛や筋緊張の増加を招きます。その人のからだに合った安楽な姿勢に整えましょう。ポイントは身体分節（body segment）（Part5 参照）が支持基底面に支えられていること，各関節の中間位であることを目指していきます。

　また，衣服やシーツのしわが疼痛や褥瘡の原因となります。着衣の乱れを整えることも重要です。

## 座位の安定

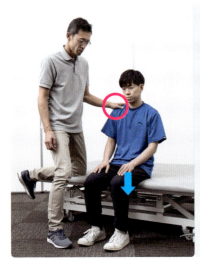

● しっかりと安定を図ります

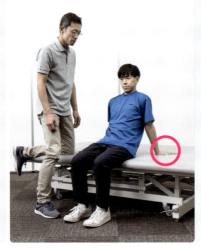

● 手をつきます

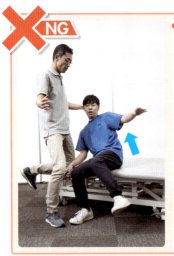

● 安定しないところで手を放すと倒れてしまいます

### 臥位の安定：ポジショニング

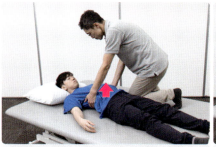
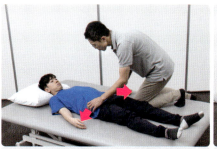
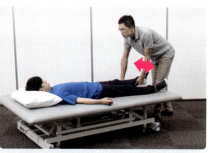

- 軽く浮かせて下ろすことで，脊柱の中間位をつくります
- 骨盤を左右に揺すり，腰部の緊張を緩めます
- 抵抗感が少ない関節の中間位を探し，位置を決めます

### 着衣のしわを取る

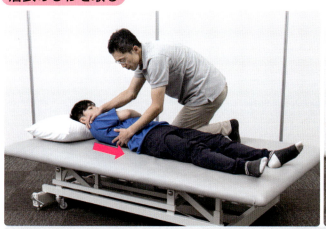
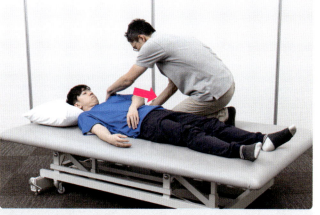

- 背中を交互にひとなでして皮膚，衣服のしわを取ります

---

> **Column**
>
> ## 圧迫やズレ力の影響
>
> 移動・移乗の介助は主に衣服や軟部組織を通して，骨・関節に力を伝えることで実現できます。支持面と骨との間に挟まれた軟部組織に「圧迫」や「ズレ」力が加わると，挟まれた組織の血管の断面積が狭くなり，この状態が長時間続くと血流が妨げられ褥瘡や疼痛の要因となります。移動・移乗の後には組織の「圧迫」や「ズレ」を解消することを習慣づけましょう。
>
>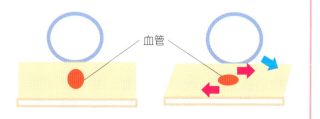
>
> 血管

やさしい介助を目指して

# Part
## 2

# 自分と相手の身体を知る
# トレーニング

澤田あい・平田　学

Part2 自分と相手の身体を知るトレーニング

# A 自分の身体を知るために

## はじめに

「介助者は対象者を手で操作して動かすのではなく，自身の動きを対象者に伝えることで動かす」ということが実際に介助動作を行うときの基本です。

具体的には，対象者との距離を決める自分の立ち位置，相対したときの自分の姿勢や肢位，動くときには自分が前後左右上下に重心移動すること，動きに合わせて適切に自分の支持面を変更すること，などが大切な要素です。

私たちセラピストは日々，五感を使ってヒトの姿勢や動作を観察し，評価することを生業としています。自分自身を観察，評価することはどうでしょうか。先に記したような要素が，安全で安楽な介助動作遂行の基礎と考えていますから，それらを実現するためには，まず自分自身に目を向けられるかがポイントです。主観的に素直に感じることができればよいと思います。

ここで提示するトレーニングには正解があるわけではありません。何を感じ，どう表現するかは抽象的で難しいことです。言葉で表せなくても構いません。自分自身の身体，動きと向き合ってみてください。

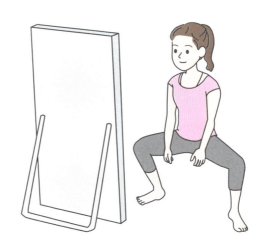

# 1 自分の身体を感じるトレーニング

　上肢の運動を例題に自分の身体に意識を向け，動きを感じる練習から始めます。運動は「立位で一方の肩関節屈曲90度をスタート姿勢として，上肢を挙上する」です。

　以下に示す異なる開始姿勢から運動を実施し，それらを比べ，共通点，相違点を意識することで「自分の身体を感じる」ことを習慣化できればよいと思います。身体のいろいろな部分を感じてみてください。

## 1 動きを感じる

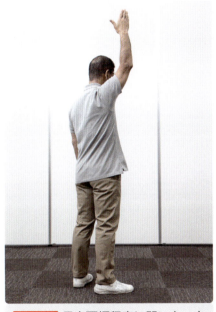

**開始姿勢** 足を肩幅程度に開いた，左右対称の立位

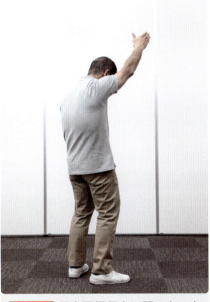

**開始姿勢** 足を肩幅程度に開いた，左右対称，円背の立位

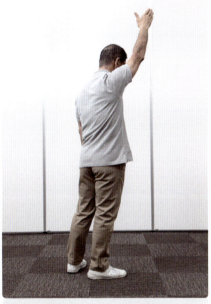

**開始姿勢** 足を肩幅程度に開き，上肢挙上側と同側下肢に荷重した立位

### !Point

**観察ポイント**
- 運動の開始しやすさ
- 運動時の上肢の重み
- 最終可動域とそのエンドフィール
- 肩甲骨の動き
- 運動に伴って頸部や体幹・骨盤がどのような振る舞いをするか
- 重心移動がどちら方向にどの程度起こるか

## 2 端座位で支持面と重心移動を探るトレーニング

介助動作では自分の立ち位置や全身的な動きを重要視するので，支持面を感じられることが大切です。座位から始めましょう。

### 1 端座位で坐骨を探る

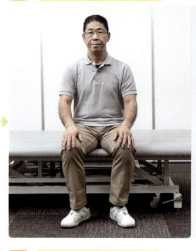

- 端座位で前後左右に少し重心移動をしながら左右の坐骨と支持面の接触を感じ取ります。骨盤は中間位，もしくは軽度前傾位にすると探りやすいでしょう

**!Point**

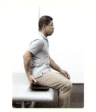

- 坐骨を感じにくいときは，あらかじめ手で触って坐骨の位置を確認したり，木の板など硬い材質の所に座るとわかりやすくなります

### 2 側方移動と坐骨支持

❶
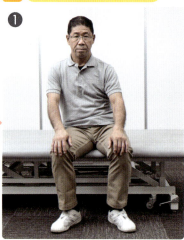

- 左右2つの坐骨が確認できたら右に重心移動して右の坐骨に荷重します。坐骨に重心を乗せ，床反力を感じて坐骨で支持していることを確認しましょう

❷
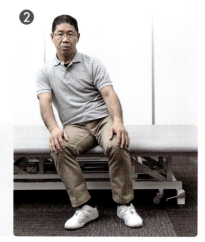

**❌ NG**

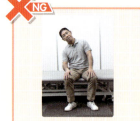

- 上体を倒すことにより，ただ重心を右方向へ移動するのでは坐骨を感じ，坐骨で支持しているとはいえません

- さらに右方向へ重心移動していくと坐骨での支持から逸脱することになります。その境界を確認できますか？
- 同様に左も行います。左右で坐骨の意識しやすさ，坐骨で支持したときの安定性などの違いはあるでしょうか？

14

### 3 骨盤後傾と坐骨支持

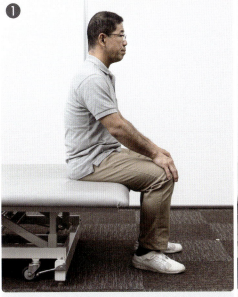
❶
- 次に骨盤を後傾して坐骨の後縁を探ります。左右坐骨の2点支持を確認しながらどこまで後傾できますか？

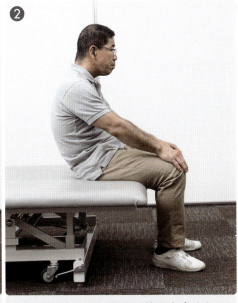
❷
- 後傾を続けると尾骨，仙骨を含めた3点支持となることを確認できますか？

### 4 骨盤前傾と坐骨支持

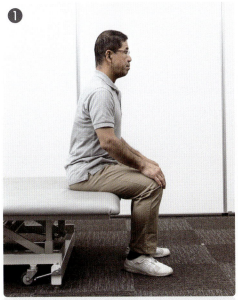
❶
- 続いて骨盤を前傾させ，坐骨の前縁を探ります

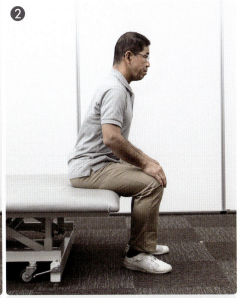
❷
- 前傾を続けると同時に大腿後面でも支持するようになります。坐骨前縁を乗り越え，大腿部での支持だけに切り替わる境界を確認できますか？

## 3 立位で支持面と重心移動を探るトレーニング

　介助動作は立位で行うことが多いので，自分の身体を感じることに加えて重心移動方向による動きやすさ，動きにくさなど自分の得手不得手を知ることも大切です．先にも述べたように，介助動作は自分自身が動くことによって対象者に動きを伝えますので，苦手な動きがあると動きを伝えにくくなってしまいます．

　静止立位，立位での重心移動の順に進めてみてください．

### 1 立位で支持面を意識する

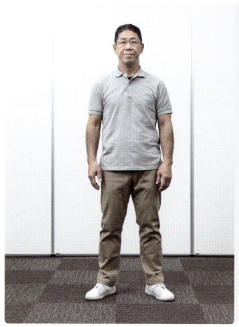

- 適度に足を開いて立位をとります
- 足底のうち，荷重はどこに寄っているでしょうか．重心は支持基底面内のどのあたりに落ちていますか？
- 立位姿勢のアライメントも意識します．骨盤の前後傾，回旋，脊柱の前後弯，回旋，左右差などを感じてみましょう．アライメントは鏡などで視覚的に確認するのもよいでしょう
- 左右差や偏りがあったらそれを修正することはできるでしょうか？
- 静止立位を感じ取りにくい場面は，次の重心移動に進むとわかりやすいかもしれません

## 2 立位で左右に重心移動する

❶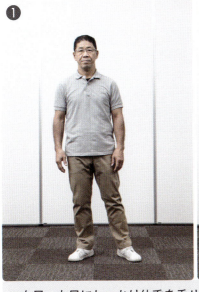
❷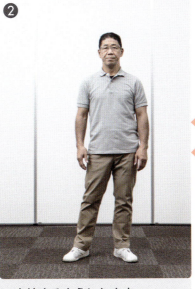

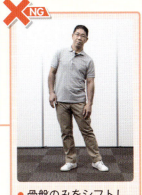

- 上体を傾けての重心移動は不適切です

- 骨盤のみをシフトしての重心移動は不適切です

- 右足，左足にしっかり体重を乗せ，支持するようにします
- 移動しやすい方向，しにくい方向を確認してみましょう
- 足底での支持が意識できたら全身のアライメントにも目を向けてみてください．右荷重と左荷重で違いがありますか？

## 3 立位で前後に重心移動する

❶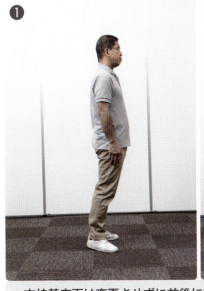
❷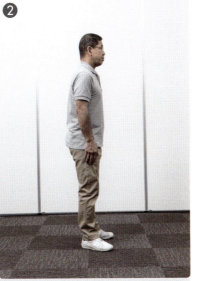

- 支持基底面は変更させずに前後に重心移動します
- 左右と同様に移動しやすさ，移動しにくさ，全身のアライメントをチェックしてみてください
- 脊柱や骨盤はどのようなアライメントとなるでしょうか？

Part2 自分と相手の身体を知るトレーニング

#  基本姿勢・動作のトレーニング

## はじめに

　自分の身体，動きに目を向けられるようになってきたと思いますので，実際の介助動作時の身体の使い方につながる基本的な動き方を練習しましょう。できているつもりで進んでしまうと実際の介助動作時に力任せの動きになったり，自分の腰に負担をかけたりしてしまいます。また，力任せや不安定な動作になることで対象者に不快感を与えることになってはいけません。

　避けるべき例を示しますので，陥ってしまっていないか確認しながらトレーニングを進めてください。自分の身体を感じるとともに，2人1組で動きを確認し，指摘し合うのもよいでしょう。

##  腰部と股関節を分離させた動き（蹲踞）のトレーニング

　介助動作時の注意点として，腰を屈めない，中腰は避ける，脚力を使うなどをよく見聞きするのではないでしょうか。しかし，具体的にどのように動けばよいのか理解し，自身の身体で再現するのはとても難しいことです。「かがむ」と「蹲踞」の違いを確認し，腰を屈めない，中腰を避ける，脚力を使う動作を獲得しましょう。

### 1　かがむ・屈む

● 『広辞苑』には「腰や足を曲げてひくくなる。しゃがむ」とあります。腰部も下肢も同時に屈曲させ，分離していない姿勢といえます。介助動作時には避けるべき姿勢です

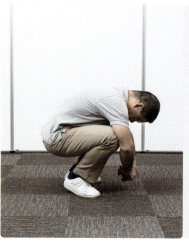

## 2 蹲踞（そんきょ）

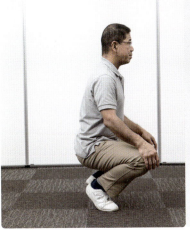

- 『広辞苑』には「相撲や剣道で，つま先立ちで深く腰を下ろし，膝を開いて上体を正した姿勢」とあります．この姿勢が腰を屈めず，股関節と脚力を使って動作すること（腰部と股関節の分離）につながるととらえています
- まず，この姿勢を保持することができるか確認してみましょう．できているかのポイントは大腿部と腹部が接することなく，大腿部が床面と平行になっているか否かです．手や肘を大腿について上体を保持することは避けます．姿勢保持ができたら，そこから脚力で立ち上がります．腰部は伸展位に保ったまま，立ったり蹲踞となったりできますか？
- 実際の介助動作では蹲踞ほど低く構える場面は少ないですが，対象者に近づくためや高さを合わせるために重心を低くしたり，立ち上がり動作介助の初動時などセラピストが低く構えたりする場面は多くあります

# 2 股関節を意識した重心移動のトレーニング

　介助動作は手で操作するのではなくセラピストの動き，重心移動を利用することが大切です．床上移動，背臥位から端座位への起き上がり，立ち上がりなどさまざまな介助動作で股関節を意識し，適切に重心移動することが動作の安定につながります．

## 1 股関節の動きと左右重心移動

❶
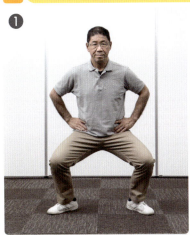

❷
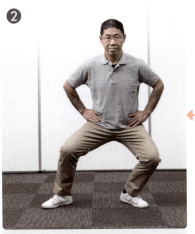

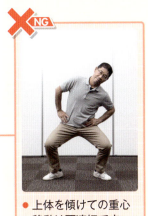

- 上体を傾けての重心移動は不適切です

- 蹲踞の要領で腰部の伸展を保ったまま，股関節を使って重心を下ろします
- 股関節に手を当てて，屈曲を確認するとよいでしょう

- ❶の姿勢を保ったまま，下肢を使って左右に重心移動します
- 左右で違いがあるか確認してみましょう

# 3 持ち上げるときの基本姿勢・動作のトレーニング

　ここでは物を対象に練習していきますが、ヒトを対象としたときでも相手との関係や、身体の使い方の基本は変わりません。対象物には枕や1kg程度の砂のうなどを用います。軽い物が相手だと何気なく動いてしまいがちですが、頻回であったり、重量物であったりすることを考えて基本を確実に身に付けることが大切です。

　前項で練習した腰部伸展と股関節を使った動きを常に意識するようにしてください。

## 1 立ち位置

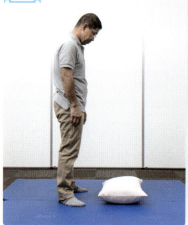

- 対象物に触れるより前に接近する必要がありますが、不要な重心移動を避けるため、あらかじめ対象物に近づき、身体の正面で操作ができる位置に立ちます

## 2 対象物を把持し、上方へ移動する

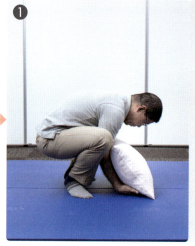

❶
- 対象物を把持するときは、できる限り近づき、上体の前傾を最小限にします

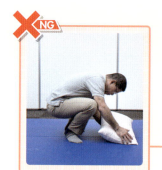

**NG**
- 上体の前傾や体幹の屈曲、支持基底面から離れた位置での上肢操作をなるべく回避します

❷
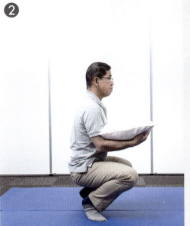

- 把持した対象物は速やかに自分の身体へ引き寄せます。上体の前傾，体幹の屈曲がないようにします

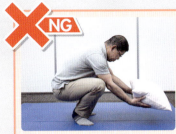

- 引き寄せが不十分だと前方へ重さがかかり，腰部への負担が増してしまいます

❸
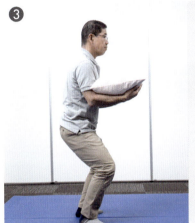

- 上方へは下肢の伸展により移動します

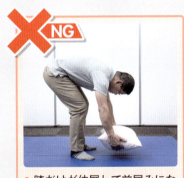

- 膝だけが伸展して前屈みにならないように気を付けます

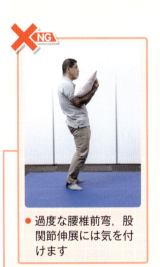

- 過度な腰椎前弯，股関節伸展には気を付けます

## 3 立位姿勢

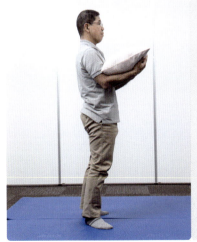

- 立位では対象物を含めた重心が支持基底面内に落ちるようにします
- 股関節伸展，骨盤軽度後傾位で腹部に対象物を乗せるようにするとよいでしょう

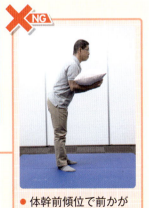

- 体幹前傾位で前かがみの立位は避けましょう

## 4 対象を移動させる

❶

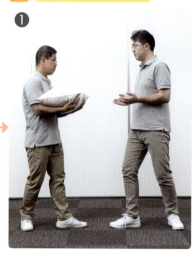

- 前項の立位姿勢から対象物を側方へ移動させます。受け手と2人1組で練習するとよいでしょう
- 移動方向につま先を向け，鼻，へそ，つま先が同じ方向を向くように構えます。脊柱の回旋を避けるようにしましょう

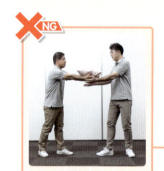

- 腰をひねって移動方向を向くことは不適切です

❷

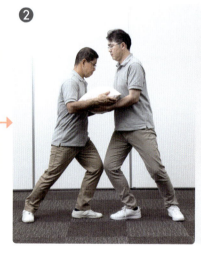

- 移動方向の下肢へ重心移動することにより，側方へ移動します
- 重心移動を十分に行い，受け渡し時もなるべく対象物との距離が離れないようにしましょう
- 受け手も重心移動し，近づいて受け取ります

- 対象物が身体から離れることは，不適切です

# 4 支持面の変更による違いを感じるトレーニング

　同じ物を把持するときに自身の支持面の違いによって身体への負担が違うことを確認しましょう。

## 1 支持面を段階的に広げ違いを感じる

❶
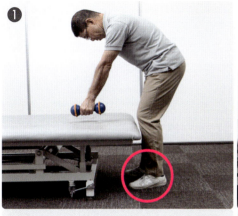

- 足底だけを接地する
- 前項で練習した基本姿勢を意識して，対象物を把持し，少し持ち上げます。膝は台に接触しないようにします

❷
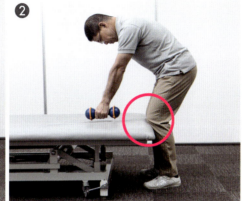

- 膝を台端につく
- 膝を台の端について対象物により近づくとともに，支持面を変更します
- 対象物の重さの感じと自身の身体への負担感を❶と比べてみましょう

❸
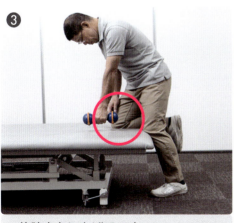

- 片膝を台に上げてつく
- 片膝を台上につくことで支持面を変更し，対象物により近づきます
- ❶❷と比べてみましょう

❹
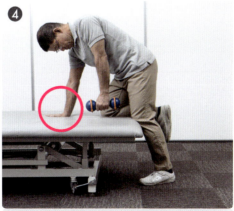

- 片手も台につく
- 手を台につき，さらに支持面を広げるとともに対象物に近づいて把持します
- ❶❷❸と比べてみましょう

Part2　自分と相手の身体を知るトレーニング

# C 相互関係を知るトレーニング

## はじめに

リハビリテーションの場面で行う介助は，対象者の状態に応じて変化させることが必要です．かかわりはじめのときや対象者の調子の悪いときは多めの支援を，機能に改善が認められたときには支援量を減らし，自立へと促していきます．対象者の状態を知り，適切な支援の方法や量を選択できるためのトレーニングを紹介します．

## 1 よい手をはぐくむためのトレーニング

よい手には，触れて，感じ，癒す力があります．順を追って良い手をはぐくむ基本的な練習をします．

### 1 触れる

#### ❶ リラックス

手が緊張した状態ではうまく触れることができません．まずはブラブラと手を振り手首をリラックスさせます（）．

**1　手をブラブラと振る**

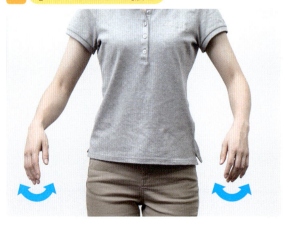

## ❷ 手の構え

　前腕部を持つ課題を通じて触れるときの手の構えに着目していきます。3種類の触り方を比べていきます（2）。①手のひらの小指側から順に触れる方法，②親指と人差し指から手全体で触れる方法，③指先から触れる方法を比較していきます。

### 2　手の構え

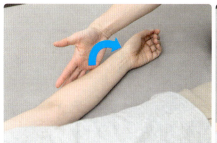
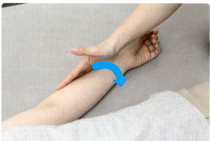
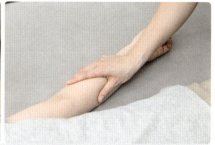

❶小指球（手のひらの小指側の膨らんだ部分）と小指から触れ，薬指と手掌，親指の順に触れていきます

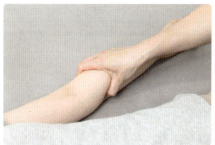
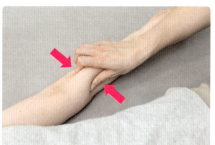
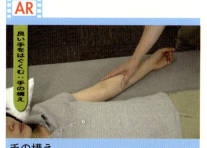

❷前腕部に対して，できるだけ手全体で覆うように触れます　　❸指先から触れます

手の構え

　それぞれの触った感触，触られた感触はどうですか。小指球と小指から触れた場合は，徐々に形を合わせられるので全体的に密着させることができます。手全体で覆うように触れる方法はどうですか。指から触ったときに比べると格段によい感じがしたと思います。しかし，人によっては形を合わせようと手全体に力が入り，手首が固くなるために強い感じがするかもしれません。指先から触れると，局所に力が加わり気持ちよくありません。基本的には最初の触り方をまず習慣づけることをお勧めします。

　前腕でよい感触がつかめた人は，前腕，大腿，胸郭などさまざまな部分の形に合わせることができるように練習すると上達します。自分のいろいろな部分を触れて形を合わせるのも，よい練習になります。

!Point

● 手の向きが重要となります。コップを持つような構えでは親指と人差し指の指先に力が入りやすいですが，ドアノブを回すような構えでは手のひら全体で触れることができます

## ③ 強さ

　触れる強さを変えてみます。桃を持つ場合と，逃げようとする人を引き留める場合をイメージして力を変えてみてください。対象者の身体に触れる際には状況に合った力加減ができるよう調整します（3）。

**3　触れる強さを変える**

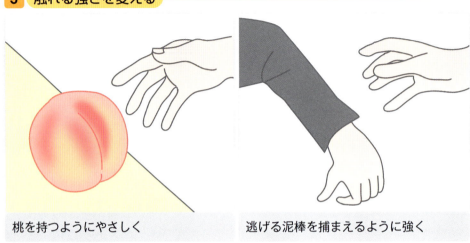

桃を持つようにやさしく　　逃げる泥棒を捕まえるように強く

## ④ 時間

　触れる構えをとってから触れるまでの時間を変えて比べます。

　触れるまでに間がある場合，ゾワゾワとした何とも言えない嫌な感じを受けた人もいると思います。時間をかけて触れるほうがよいとは限らないことがわかります。とりわけ，痛みに過敏になっている人には，過敏さを引き起こしてしまうかもしれませんので注意が必要です（4）。

**4　触れるまでの時間を変える**

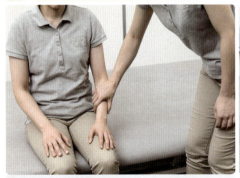 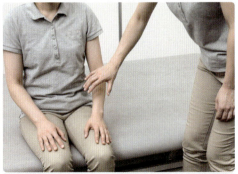

● 構えてから2秒で触れます　　● 触れる直前で止めて，5秒待って触れます

## 2 持つ

対象者の手を異なる方法で持ち上げ，感じを比べます．持つ人，対象者それぞれどのような感じを受けたか，お互いに意見を交換しながら行います．

● 比べる内容

| 快適か，不快か | 他動的か，自動的か |

### ❶ 手を持つ（前腕部）（**1**）
#### ① 上から持つ，下から支える
腕が水平になるまで持ち上げ比較します．

**1 上から持つ，下から支える**

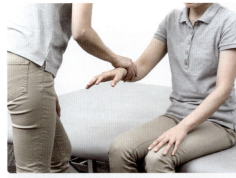

● 上から持ちます

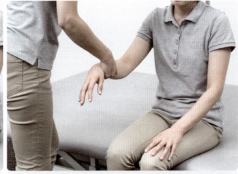

● 下から支えます

#### ② 持つ組織を意識する
何の組織に力を加えているのかを意識して持ちます（**2**）．

**2 組織を意識して持つ**

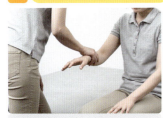

● 皮膚を覆うように持ちます

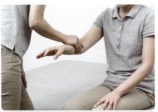

● 筋腹を母指球と小指球でつまむようにして持ちます

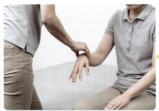

● 骨を持ちます

> **! Point**
> ● うまく皮膚のみを持てた場合，上下左右に皮膚が動くことを感じることができるはずです．筋腹では皮膚のときのように動きに遊びがないことがわかります．骨はさらに，じかに動きが伝わります

### ③ 立ち位置を変えて持つ

対象者に対する立ち位置を変えてみます。それぞれについて、感覚、姿勢の安定について比較します。

#### 3 立ち位置を変えて持つ

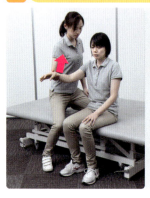
● 対象者の肩関節の真横、90度の位置に立ちます

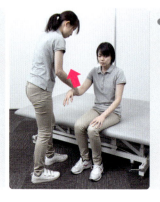
● 対象者の正面に立ちます

## ❷ 下肢を持つ

つまみ上げる方法と2種類のすくうようにして支え持つ方法で比べます。高く持ち上げる必要はありません。感じの違いを比較するのには、軽く浮く程度で十分です。

次に、足首の下に手を差し込んですくい上げます。真上に持ち上げる場合と、持つ人の身体を少し前傾させて股関節に圧をかけるように持ちます。先ほどと比べて変化はありましたか？ 嫌な感じは少なく自然な感じを受けるのはどれでしたか？ (**4**)

#### 4 上から持つ、下から支える

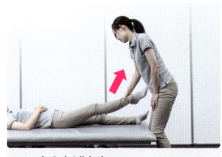
● つまみ上げます

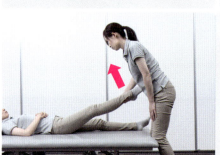

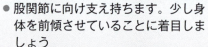
● 真上へ支え持ちます

● 股関節に向け支え持ちます。少し身体を前傾させていることに着目しましょう

28

## ❸ 膝を立てる

　次に膝を立てます。膝の下に手を入れて膝窩を持ち上げます。先に右手で下腿を股関節に向けて同じように膝の裏から手を差し込みますが，膝を曲げて，膝を立てていきます。

　はじめの方法は，下腿の重さを支援者の手で支えようとしているので，膝窩が少し痛かったかもしれません。あとの方法は下肢の重さ自体はほとんど担わず，膝，股関節の屈曲を促しているので，お互いにつらくなることはありません（5）。

### 5 膝を立てる

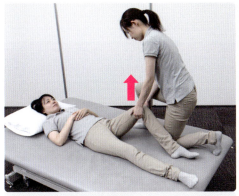
● 膝窩を持ちます

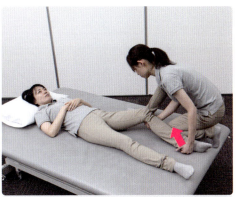
● 股関節を外旋しつつ下腿から膝を曲げます

### Column

#### 大腿部に乗せると楽になる

　股や膝の関節可動域訓練や移動の支援で下肢を保持する場合，手で持ち続けるのは負担がかかります。自分の大腿部に乗せるとよいでしょう。負担が減るだけではなく，両手が空いていろいろなことができます。

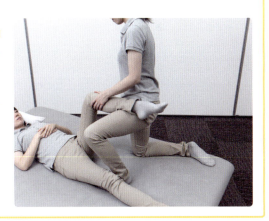

## 3 手を差し込む

### ❶ 身体のすき間から手を差し込む

まずは，支持面と身体の接触部分を確認します。ここですき間が大きい部分（頸部，腰部，大腿から膝窩など）は容易に手が入るところですので，ここから手を差し入れます。胸郭や臀部に手を入れる際にも，まずこれらの部分に差し入れてから，ずらして入れ込みます。また，ベッド上ではマットにより，すき間がなくて差し込みにくいことも多いと思います。このときは，マットを手で下に押しながら差し入れるとすき間が確保され，容易になります。また，スライディングシートや滑る素材のグローブを使うとさらに容易になります（**1**）。

#### 1　すき間に手を差し込む

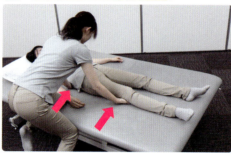
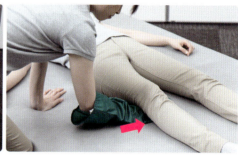

### ❷ 浮かせて手を差し込む

臀部に手を差し込む方法を練習します。

臀部に手を差し入れる方法を例に紹介しましょう。まず，反対側の上前腸骨棘から床方向に向けて骨盤を転がすように押します。差し入れる手掌を下に向け母指球側を当ててから手のひらを反して差し込みます。上手に転がすことですき間を作り，手を差し込むことができたと思います（**2**）。

> **!Point**
> - すき間のない部分に手を差し込むため，無理な力が加わり不快となりやすいため避けます
>
>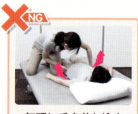
>
> - 無理に手を差し込んではいけません

#### 2　浮かせて手を差し込む

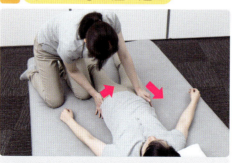
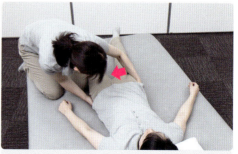

- 左手で右の骨盤を上から押し下げると同時に，右手橈側を当てて骨盤左側を浮かせます
- 手のひらを反して，右手を差し込みます

## 4  同化（一体化）

　介助を受けているのに，まるで自分で動いているような感覚の支援ができることが理想ですよね。ここでは，健常者同士でどちらが主体となっていたのかわからなくなる体験をしていきましょう。

### 1 パントマイムのように動く

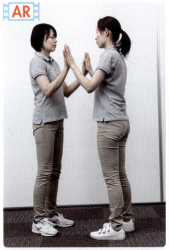
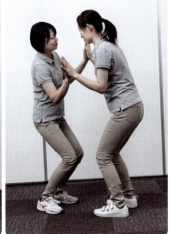

- はじめは誘導役がリードしていることがわかりますが，徐々にどちらが主体となって動いているのかわからなくなります

- 1人は誘導役（右）でもう1人は受け役（左）となります
- 2人で向かい合って立ち，両手のひらを合わせます

- 受け役は目をつぶり，掌の接触の状態を変化させないように努めます
- 誘導役はゆっくりと手を動かしていきます

### 2 手の接触

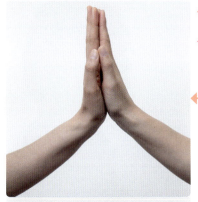
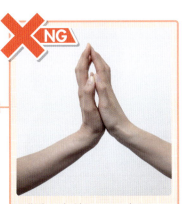

- 手掌全体を接触させます。両者ともに指で相手の手を押さないように気を付けましょう

- 指先に力が入って，お互いの手を押しています

## 2 からだの「あそび」を意識するトレーニング

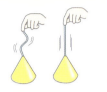

!Point
- 紐がたるんでいる状態では力が伝わりません。ピンと張って力が伝わるまでの間を「あそび」と呼んでいます

　一般的には物事にゆとりがあることなどを「あそび」と表現します。リハビリテーションの分野では関節の副運動のことを関節のあそび（joint play）と呼びます。私たちは，身体の一部に力を加えたときに，その力が身体内部を伝わって目的とする部位に伝わって動きを生じさせるまでの「間」をからだの「あそび」と表現しています。

### 1 からだの「あそび」を知覚する

#### ❶ 臥位

　背臥位になった人の足に力を加えて，頭部にまで動きが伝わるまでの「あそび」について体験します。

**1 弱い力で踵を押す**

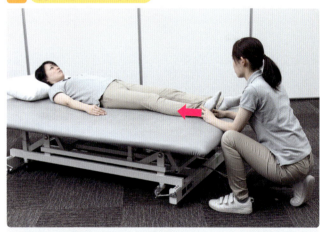

- 踵を押します
- まずは触るか触らないかわからないぐらいのごくごく軽い力から始めます。はじめは表皮に触れる程度から，脂肪組織，筋膜などの軟部組織に力を加えます。この時点で頭部に動きが生じている方もいます
- 軟部組織の「あそび」を越えて，骨にまで力が伝わり始めると頭部の動きが生じます

**2 弱い力で足部を引く**

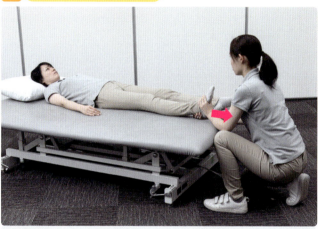

- 踵を手で支え，手前に（尾側に）引いて同じように頭部が動くまでの加減をみます

!Point
- 筋緊張が高い人に比べて，低い人のほうが「あそび」は大きくなります。また，関節の可動域に制限がある人は「あそび」が少ない傾向にあります

## ❷ 座位

端座位の対象者の肩から座面に向けて押し，反力を感じ取ります。体幹全体の傾きや，骨盤の傾き，脊柱の弯曲を変えて確認します。

### 1 肩から座面に向けて押す

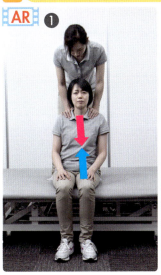
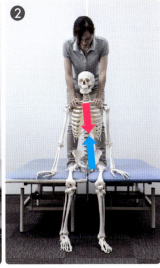

● 肩から座面に向けて押し，反力を感じ取るまでの力の伝わりから「あそび」を確認します。押す方向を変えることで，左右差を知ることもできます

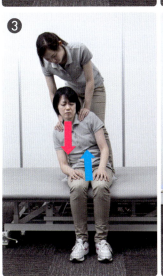
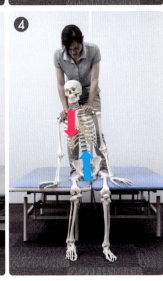

### Column

#### 反応を感じ取る

　反力がダイレクトに得られる場合は骨盤が中間位で坐骨支持となり，脊柱上に力が加わっている状態です。また，押されている本人にとっても同じような感じを受けると思います。安定した姿勢の手がかりを得るために重要で，能動的に動く第一歩となります。

　一方で，肩口から押した力が「ふにゅっ」と吸収された感じを受けるときには，骨盤が後傾し脊柱が後弯，もしくは左右どちらかに傾き脊柱を通じて座面に力が伝わりにくく，姿勢が崩れやすい状態であることがわかります。

## 2 からだの「あそび」と介助

　移動介助では、身体分節ごとに分けて移動する場合と、身体全体を移動する場合があります。身体全体を動かす場合、ある身体分節に力を加えて体全体を移動します。このときに、からだの「あそび」をとることが、安全で負担を減らすポイントとなります。からだの「あそび」をとらない場合には、移動に必要な力とタイミングがわからないために、必要以上に力を加えることや、反動をつけることとなり、対象者と介助者双方に負担がかかります（**1**）。

### 1 からだの「あそび」を意識した介助（臥位移動）

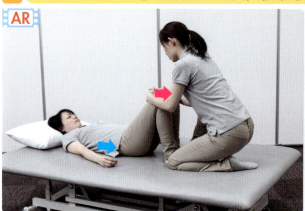

❶からだの「あそび」を意識した介助
- 足側に移動する方法で体験します
- まず、からだの「あそび」をとって行う方法から体験します。対象者の両膝を110度ほど曲げた状態とします
- 両手で膝を抱え、ゆっくりと手前に引きます
- 骨盤腰椎へと力が伝わり胸郭が動き始めたら、後方に重心移動してさらに引きます

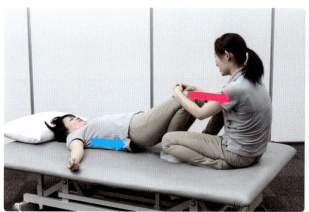

❷からだの「あそび」を意識しない介助
- 次にからだの「あそび」をとらずに行います
- 同じように立てた両膝を両手で抱え、すぐに手前に強く引きます
- 「あそび」をとった場合との違いについて対象者役の人と確認します

### Column

#### からだのつながりを感じる

　介助においてはからだの「あそび」をとることが安全で負担を減らします。本人の能力を活かすうえでは、対象者が自分で動こうとしていることも含め、からだのつながりを感じながら介助することが非常に重要になります。

## 2 寝返り（p102 参照）

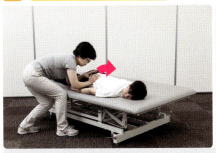 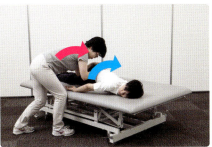 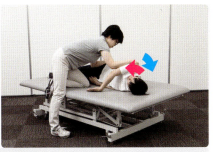

- 脊柱，下肢に力が伝わりやすい方向を探しながら，股関節を屈曲するように骨盤を転がします

## 3 起き上がり（p44 参照）

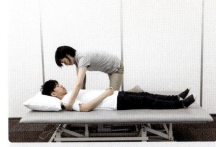 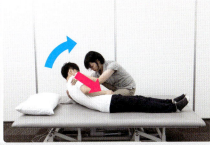 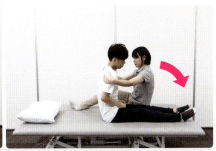

- 肩甲骨を介して脊柱の「あそび」をとりながら，骨盤に力を伝えます
- 力の伝わりやすい方向を探します

## 4 クワドピボット・トランスファー（p54 参照）

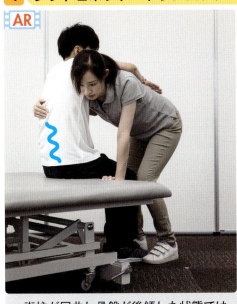 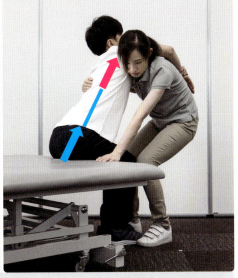

- 脊柱が屈曲し骨盤が後傾した状態では，「あそび」が大きく力が伝わりにくくなります
- 支えている胸郭を介して脊柱を長軸方向に引き，骨盤に力を伝えます

## 3 一緒に動く（立ち上がり）トレーニング

私たちが介助や誘導を行う際に大切にしていることは，対象者の動きを妨げずに一緒に動くことです。それにより，対象者について理解を深め，能力を最大限に引き出すことができます。

### 1) 立ち上がりを妨げる要素を体験する

足底に重心を移動することを妨げることで，立ち上がりが困難となることを体験します（**1**）。立ち上がることができた対象者もいたかもしれませんが，大変だったと思います。介助しているつもりで知らず知らずのうちに，本人の邪魔をしていないでしょうか。

#### 1 立ち上がりを妨げる

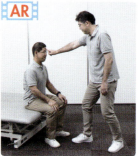
- 対象者の額を人差し指で押さえます

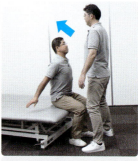
- 対象者のできるだけ近くに仁王立ちとなります

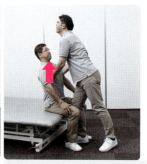
- 次に前方から立ち上がりの介助をします。対象者の両脇から手を回ししっかりと身体を近づけて，行います

### 2) 前方から立ち上がりを支援する

#### 1 前方から支援する

> **Point**
> ● 人によって，体幹の前傾の量やスピード，タイミングが異なります。対象者にとって快適な支援を探りましょう

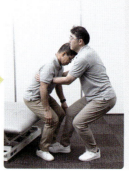
- 支援者は対象者の視界を妨げないように，構えます
- 自分の重心を後方に移動し体幹を前傾し，対象者の体幹の前傾を促します

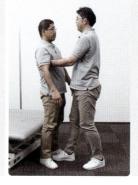
- 対象者の足部に支持が得られると，座面から臀部が離れます
- このタイミングで支援者も直立させていきます

## 3 側方から立ち上がりを支援する

今までのトレーニングでわかるように，立ち上がりでは新たな支持部となる足底からの反力を利用することがポイントとなります。

### ❶ 対象者に合わせる

人によってお辞儀の量やスピードが異なるため，対象者に自分の構えを合わせます。

#### 1 対象者に合わせる

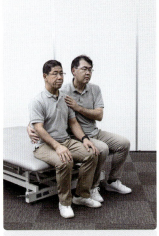

- 支援者は対象者の肩と腰に手を当て横に座ります
- 腰に当てた手と前腕部で骨盤の前後傾を知覚し，自分の姿勢も合わせます

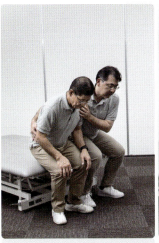

- 腸骨稜に手を当て座面に向かい，軽く押すことで反力を感じます
- 対象者主導で立ち上がり始めてもらい，動きに追従します

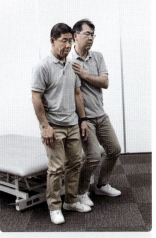

- 中腰のまま終わることが多いので対象者がしっかり立つまで支援します
- 立位から座るところまで合わせます

### ❷ 開始姿勢を変える

対象者に合わせることが可能となったところで，支援者自身の開始姿勢を変えることで対象者の開始姿勢を変化させ，立ち上がりのタイミングやスピードを変化させます。

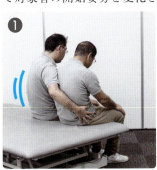
❶

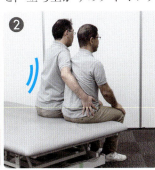
❷

- 支援者自身の骨盤を後傾，前傾し対象者の姿勢を変え，立ち上がりを支援します

**レベルアップ**

**限られた支持面で立ち上がる**

- ウレタン製ポールや角材などの上に対象者の足を乗せて立ち上がりを介助します。支持面が限られるため不安定ですが，支える量をできるだけ減らせるよう練習します

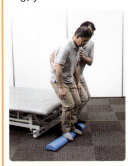

# 4 力を伝えるための構えのトレーニング

　自分の構えを変えて，「押す」「引く」を行います。相手は安定した姿勢で力を受ける役となります。目標は，頑張らなくても強い力を伝えることができ，自らの姿勢が崩れず安定している構えを見つけることです。筋力を発揮することが目標ではありません。

## 1 押す構え

　体幹，上肢，下肢の状態を変化させることで押す力の発揮しやすさを比べます。また，押したあとの姿勢の安定にも着目します。

### ❶ 体幹の状態（脊柱の安定，体幹の前後傾）

　腰椎中間位で腹圧を高めた場合と腰椎伸展位とした場合，体幹の前後傾の具合を変えて比較します。

#### 1 体幹の状態

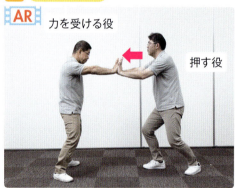

● 腰椎中間位で腹圧を高めます

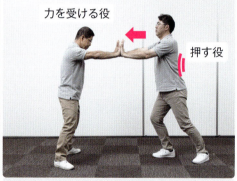

● 脊柱起立筋を働かせ腰椎伸展位とします

---

**Column**

### 手はつなぐところ，体幹は安定するところ，下肢は動かすところ

　押す，引く，いずれの方法においても支援者は力ずくで行ってはいけません。腕力で行うと指先に力が入りやさしく触れることが難しくなります。相手の身体の様子がわかりにくくなるばかりか，緊張を高めてしまい協力を得られません。

　基本姿勢で行ったように，骨盤から上の姿勢は常に一定に保つように心がけます。こうすることで腕や体幹部を過剰に使うことなく，相手に力を伝えることができます。力源は自重や下肢の力として，腕や体幹は力を伝える「つなぎ」の役割に徹しましょう。

## ❷ 上肢の状態（肩甲骨の内外転，肘の屈曲・伸展）

　肘を90度屈曲位とした場合，肘を伸展位とした場合で比較します。肩甲帯を内転位で押した場合，外転位で押した場合で比べます。

### 2　上肢の状態

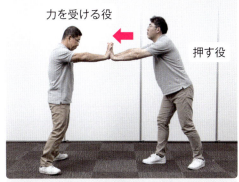

肩甲骨外転位，肘伸展位の場合

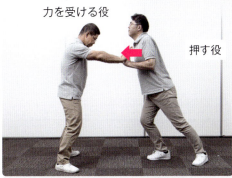

肩甲骨内転位，肘90度屈曲位の場合

## ❸ 下肢の状態（股関節の屈曲伸展，内外旋，膝の屈伸）

### 3　下肢の状態

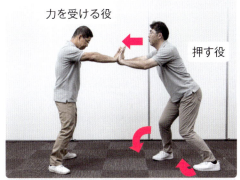

股関節内旋位の場合

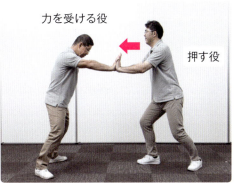

股関節外旋位の場合

## 2 引く構え

互いに手を握り合う，もしくは紐や巻いたバスタオルの両端を握って引き合います。一人は受け手として，相手の人の発揮できる力を評価します。

### ❶ 体幹の状態（脊柱の安定，体幹の前後傾）

腰椎中間位で腹圧を高めた場合と腰椎伸展位とした場合，体幹の前後傾の具合を変えて比較します。

#### 1 体幹の状態

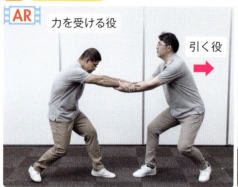
● 腰椎中間位で腹圧を高めます

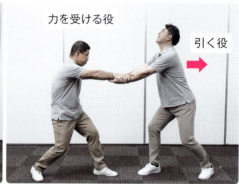
● 脊柱起立筋を強く働かせ腰椎伸展位とします

### ❷ 上肢の状態（肩甲骨の内外転，肘の屈曲・伸展）

肘を伸展位とした場合，肘を90度屈曲位とした場合で比較します。肩甲帯を内転位で押した場合，外転位で押した場合で比べます。

#### 2 上肢の状態

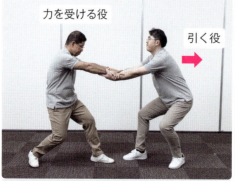
肩甲骨外転位，肘伸展位の場合

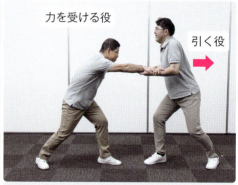
肩甲骨内転位，肘90度屈曲位の場合

## ❸ 下肢の状態（股関節の屈曲伸展，内外旋，膝の屈伸）

股関節をできるだけ内旋位とした状態と，外旋位とした状態，中間位で押し具合の違いを比べます。

### 3 下肢の状態

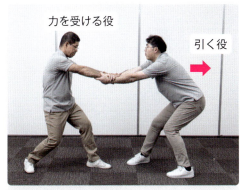
股関節内旋位の場合

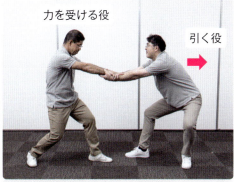
股関節外旋位の場合

## 3 重さのつり合い

押す構え，引く構えでは基本的には安定するように，両下肢を前後に拡げて構えました。ここでは，両下肢をそろえた状態で，自分の身体の重さと相手の重さをつり合わせる練習をします。支持基底面が狭くバランスをとるのが難しいですが，相手に合わせて自重を上手に利用できるようになると，少ない力で介助を行うことにつながります。

### 1 つり合い

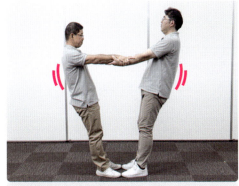
- お互いに手を握り合います
- 息を合わせて，少しずつ後方に傾け，肘を伸ばし互いにぶら下がります
- 肩や肘，足に無駄な力が入っていない状態を目指します

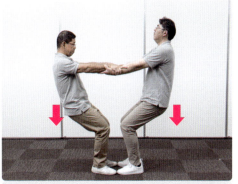
- バランスがとれたら，ゆっくりと膝を曲げていきます

**Point**
- p54～65のクワドピボット・トランスファーにも活用できます

**Point**
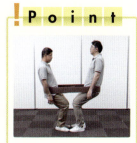
- どうしても手の力を抜くことが難しい場合は，しっかりとしたロープやベルトを用いて，腰に掛けてつり合いをとります

# Part
# 3

# 全介助法の
# トレーニング

堀田夏子・那須田依子・森田智之

Part3　全介助法のトレーニング

# A 起き上がり

## 1 背臥位から長座位への起き上がり

　背臥位から長座位に起き上がる方法です。前方からと後方から介助する方法を2種類提示します。どちらも重力に抗して体幹および骨盤を起こす方法です。支持面の変化や骨盤まで起こすために脊柱や体幹をいかにつなげるかを意識して行います。

### 1) 前方介助

**1 開始姿勢・構え**

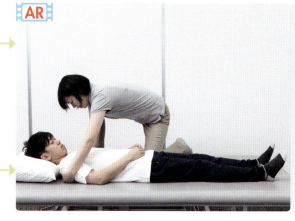

- 片膝立ちになり，両肩甲帯に手を当てます
- 立てた下肢は肩周辺に，膝は大転子付近に位置します

**Point**
- 開始時の立ち位置に注意します
- 対象者と介助者の体格によって場所の調整が必要です。最終姿勢がとれる場所に位置します

**Point**
- 自分の重心移動を利用するため，開始姿勢は臀部を高く上げておきます

---

**Column**

### 起き上がりにともなう支持（基底）面の変更

　通常，背臥位から起き上がる場合，起きる側の肩甲帯，肘，腰部，臀部と支持面が移動していきます。全介助の場合も同様に，支持面の移動を意識すると脊柱に回旋が入り運動がつながりやすくなります。また支持（基底）面の変更に合わせながら，床面に対し少し圧を加えると支持面を感じやすくなります。

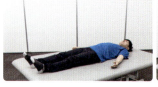 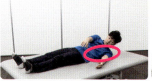 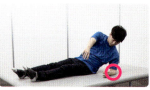 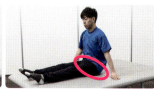

## 2 運動と力の方向

❶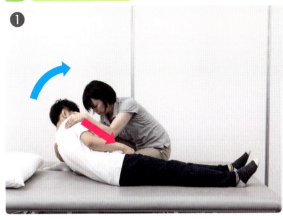

- 臀部を下げ重心を移動しながら，対象者を引き寄せるように体幹を起こします
- まっすぐ起こすのではなく，対象者が自分で起きる軌道をイメージし，回旋しながら起こします
- 頭頸部がコントロールできる対象者には，自分で頭を持ち上げてもらうと脊柱に運動が伝わりやすくなります

- まっすぐ直線的に起こすと，重心移動を利用することが難しくなります

**!Point**
- 頭頸部が不安定な場合は前腕で頭部を支えながら起こします

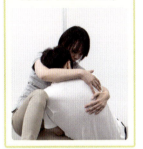

❷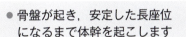

- 骨盤が起き，安定した長座位になるまで体幹を起こします

**!Point**
- ハムストリングスに短縮がある場合，骨盤が起きにくいため，あらかじめ膝下に枕などを入れ膝を屈曲させハムストリングスを緩めると軽く起こすことができます

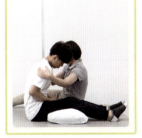

## 3 終了姿勢

❸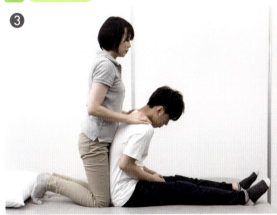

- 後方に倒れる恐れがあるため，後ろに回り支えます

## 2) 後方介助

　後方から起き上がりを介助する方法です。頭頸部の安定を図りたい場合や，体格が大きく重かったり，全身に伸展方向の緊張が入りやすく突っ張ってしまう対象者に有用です。

### 1 開始姿勢・構え

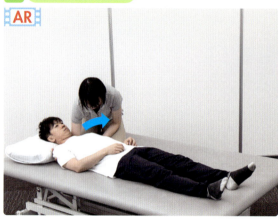

- 対象者の肩付近に正座し，両肩甲帯に手を差し込みます

### 2 運動と力の方向

❶

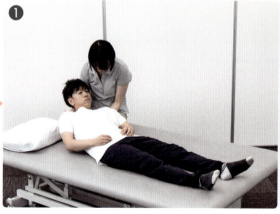

- 胸郭を介助者側へ引き寄せて，大腿の上に乗せます

**NG**
- 体幹を大腿に乗せる際，持ち上げるのではなく，頭部・上部体幹の重さを下部体幹に乗せ，スライドさせるように移動します

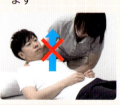

❷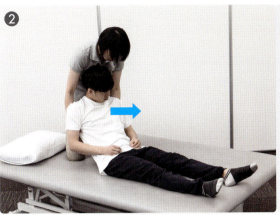

- 骨盤付近までさらに深く腕を差し込みます
- 正座から膝立ちになりながら、骨盤・体幹を起こします

### 3 終了姿勢

❸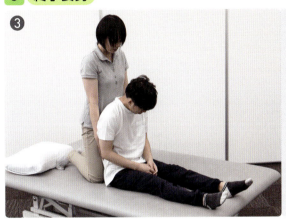

- 少しずつ前に進みながら、骨盤が起き安定するまで起こします

**!Point**
- 手で押し上げるのではなく、大腿で押します。上部体幹を起こすだけではなく、骨盤を前傾させるイメージで手を深く入れます

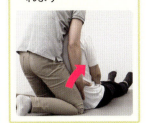

**✕ NG**
- 介助者が前屈みになると、対象者の頸部、体幹が屈曲してしまい骨盤が前傾しにくくなります。介助者は前屈せずに股関節を伸ばすイメージで押します

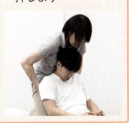

# 2 背臥位から端座位への起き上がり

背臥位から端座位へ起き上がる方法です。一度，側臥位になり起きる方法と，直接起き上がる方法の2種類を提示します。

## 1 側臥位を経由して：背臥位から側臥位へ

背臥位から側臥位を経由して端座位になる方法です。ここでは背臥位から側臥位への寝返りと側臥位から端座位への起き上がりを分けて示します。

### 1 準備

❶
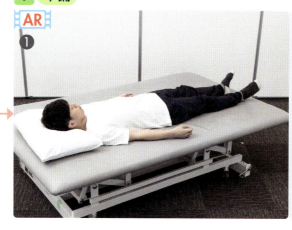

- 寝返るスペースを作るため，反対側に移動します（p90〜95「背臥位で側方への移動」参照）

❌ **NG**
- 側臥位経由で行うため，スペースがないと転落する危険があります。また，対象者に転落する恐怖感を与えると，過度な緊張が生じ寝返りをしにくくなります

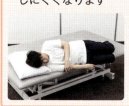

❷

- 寝返る側の肩甲帯を引き出します

❌ **NG**
- 肩甲帯を引き出さずに寝返ると，ブレーキとして働き，介助者，対象者ともに大変なだけでなく，肩を痛める原因にもなります

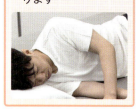

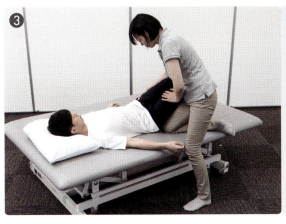

❸
- 介助者は対象者の下肢側に膝をつきます
- 対象者の膝を立て，介助者の大腿で支えます

**! Point**
- 膝を立てるときに足を手前につくと腰が反りにくくなります

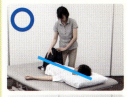
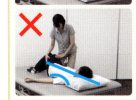

## 2 開始姿勢・構え

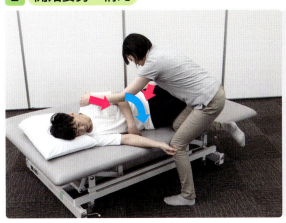

- 対象者に覆い被さるように臀部と肩甲帯に手を当てます

## 3 運動と力の方向・終了姿勢

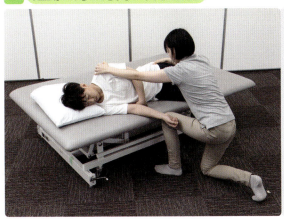

- 上に乗せた足を1歩引き重心を下げます
- 肩甲帯・臀部に当てた手で支持面に圧を加えながら転がします

**! Point**
- 転がす際に上に持ち上げるのではなく，支持面の上を転がすようにイメージします。また，肩甲帯・臀部の重さを下側の腹部に集めるような方向に力を加えると転がりやすくなります

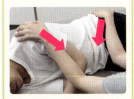

全介助法のトレーニング

49

## 2 側臥位を経由して：側臥位から端座位への起き上がり

### 1 開始姿勢・構え

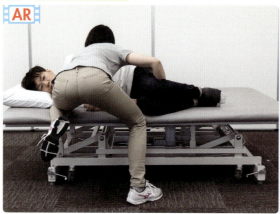

- 頭側の膝をベッドにつきます
- 頭部の下から肩甲帯に，反対側は両膝に手を入れます
- 手の入れ方が浅いと相手との距離が遠くなります。頭側の手は上腕で頭を支えられるくらい深く入れ，相手と密着します

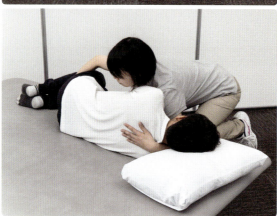

### 2 運動と力の方向

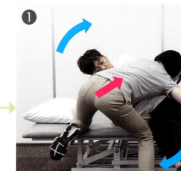

- 股関節を屈曲させながら下肢を下ろします
- 肩甲帯から骨盤を転がすように体幹を起こします。支持面が大転子付近から臀部に移動するのに合わせて，体幹を乗せていきます
- 介助者の身体は「押す構え」です

### !Point

- 上肢の力だけで起こすのではなく，頭側から足側へ重心移動をしながら身体で押します
- 特に後半は手で頸部を引っ張りやすくなるため，最後まで押すことを意識します

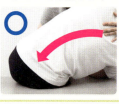

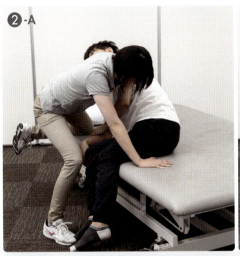 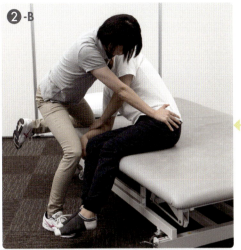 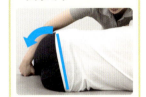

!Point
- 下肢を下ろした重みで骨盤が起きる力を利用し,その上に脊柱を積み上げます
- そのため,下肢を下ろすことと,体幹を起こすタイミングが大事です

- 下肢がベッドから降りたら手をベッド,もしくは対象者の骨盤につきなおします
- 手をベッドにつく場合は介助者が重心移動した際の支えとして利用します
- 対象者の骨盤に手を置く場合は,骨盤の転がりを促します

### 3　終了姿勢

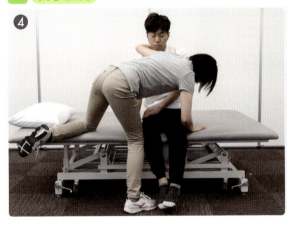

- 対象者の座位が安定するところまで起こします

## 3 端座位への起き上がり：背臥位から直接起こす

身体を小さく丸めて一度に起こす方法を示します。全身に伸展方向の緊張が入りやすい対象者に有効です。しかし股関節屈曲の可動域制限がある者は対象外です。また比較的介助動作が速いため，前庭系に問題がある対象者はめまいを起こす可能性があるので注意してください。

### 1 開始姿勢・構え

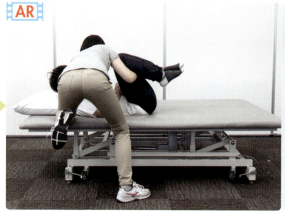

- 介助者の頭側の膝をベッドにつきます
- 膝窩に手を入れ両下肢を曲げ，対側の手を肩甲帯に入れ，身体を小さくまとめます
- 介助者の重心移動を利用するため，臀部を高く構えます

**!Point**
- 対象者の身体をなるべく小さく丸め，最後まで位置関係を変えないようにします。途中で膝窩に入れた上肢が伸展し，身体がばらけてしまわないよう注意します

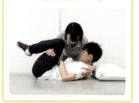

### 2 運動と力の方向

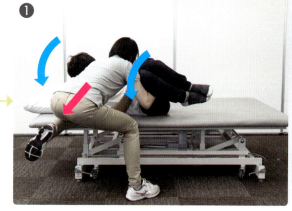

- 大転子を中心に転がしながら体幹を起こします
- 介助者の重心を下げ，手前に引き寄せながら大転子付近に対象者の重心を移動させます

**!Point**
- 一度奥に振り反動をつけると軽く転がすことができます

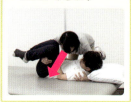

❷

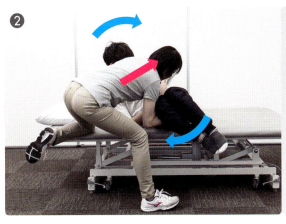

- 対象者の体幹を押し,重心を臀部に移動させ身体を起こします
- 身体の構えは「押す構え」です

### 3 終了姿勢

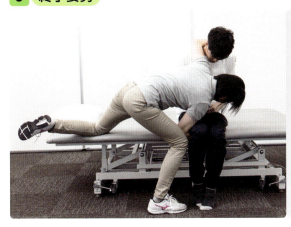

- 対象者の座位が安定するところまで起こします
- 最後まで対象者との距離が変わらないよう注意します

## Column

### 密着するための工夫

開始姿勢から終了姿勢まで,介助者と対象者の位置関係は変わりません。また,なるべく対象者の近くに構えると動きが伝わりやすくなります。

対象者にうまく近づけない場合や,異性で近づきにくい場合などは,対象者と介助者の間に枕を挟み,潰しながら行うとうまくいくこともあります。

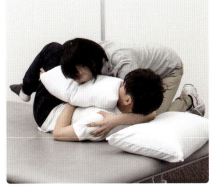
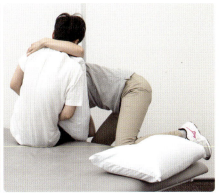

53

Part3 全介助法のトレーニング

# B クワドピボット・トランスファー

クワドピボット・トランスファーは，対象者の下肢に体重を乗せ臀部を挙上し，下肢を軸に方向を変え，ピボットターンをすることにより移乗する方法です。四肢麻痺や対麻痺など両下肢に麻痺がある対象者を全介助で移乗する場合に用いる他に，下肢の支持性が低い対象者の立位を介助する場合にも用います。組み方の違う2種類を基本法，変法として，ここでは示します。

下肢に荷重をかけ方向転換をするため，何年も下肢に荷重をかけなかった対象者や，高齢で骨粗鬆症が進んでいる対象者などは骨折のリスクがあるので注意が必要です。

## 1 基本法

### 1) 基本の流れ

**✗ NG**
- 進行方向の足が後ろにあると，臀部を移動した際に下肢が捻れブレーキになるだけでなく，骨折の危険につながります

**! Point**
- 体幹を前傾させる際，介助者に対象者を寄せるのではなく，介助者が迎えに行くことで十分に近づきます。必要に応じて膝の固定は後からでも構いません

**1 準備**

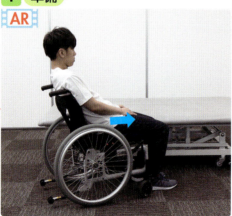

- 臀部を前に出します（p76「車椅子上姿勢調整」参照）
- 進行方向の足部が少し前に出るように足を置きます
- フットサポートやアームサポートなどの着脱できるものは外します

**2 開始姿勢・構え**

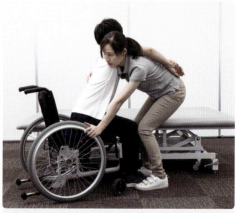

- 体幹を前傾させます
- 腋窩に潜り，膝を固定し，開始姿勢を取ります（p56「組み方」参照）
- 進行方向の腋窩に潜ると臀部とベッドが近くなり，反対側の腋窩に潜ると対象者が進行方向を見ることができます

## 3 運動と力の方向

❶
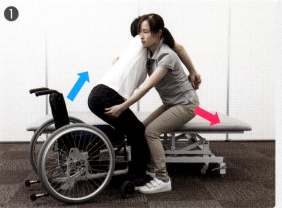

- 重心を後下方へ下げ，重さのつり合いを取りながら臀部を浮かせます
- 臀部が離床するときがもっとも重いため，タイヤやアームサポート，ベッドを手で押し重心移動を助けます

❷
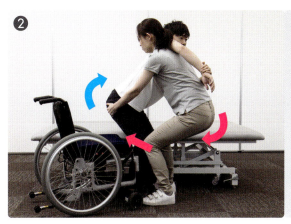

- 臀部がアームサポートを越えられるくらいまで上がったら，回転させ側方に移動します

## 4 終了姿勢

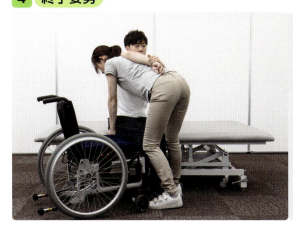

- 重さのつり合いを保つために介助者の臀部を後下方へ移動しながら，臀部をベッドに下ろします

### ! Point

- 体幹がやわらかい場合，体幹屈曲位で開始姿勢を構えると重心移動した際に体幹が伸展し臀部まで動きが伝わらないことがあります

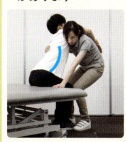

- その場合は，あらかじめ体幹を伸展させ開始姿勢を構えます

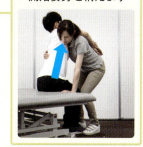

### ! Point

- 臀部を移動する際，膝で進行方向に押すと臀部が回りやすくなり，膝の固定も外れにくくなります

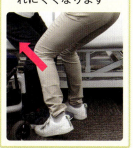

全介助法のトレーニング

## 2 膝の固定

　下肢に支持性がない場合，膝を固定しないと前方へ崩れてきます。そのため，膝が前に出てこないように動作中は常に固定しておきます。重さをつり合わせる支点となるため，しっかりと固定することが重要です。

❌ **NG**
- 膝は挟むと前方へ抜けやすいため，前方から内側に向けて押します

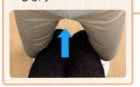

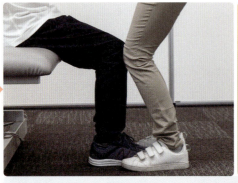
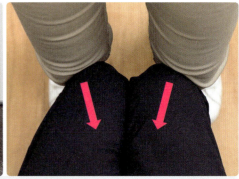

- 介助者の膝で対象者の膝をへそに向かって押します
- 押す位置は膝蓋腱の外側の窪み付近です
- 膝だけでなく，股関節も屈曲させ膝で押すイメージです

**!Point**
- 対象者の下腿長が長く，膝の高さが合わない場合，前脛骨筋付近に膝を当てることもあります
- 対象者の下腿長が短い場合は介助者の足を後方へ引き，膝を曲げて膝を合わせます

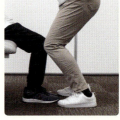
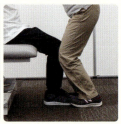

## 3 組み方

❌ **NG**
- 介助者の体幹をまっすぐにすると，対象者の体幹が傾きます
- 対象者の体幹がまっすぐになるようにイメージし，介助者が傾くようにします

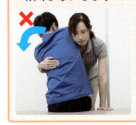

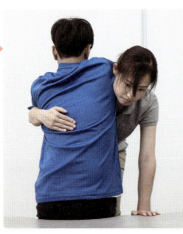

- 対象者の腋窩にもぐり，もぐった側の手はベッドや車椅子に，反対側の手は胸郭に当てます。対象者と介助者の胸を合わせるように対象者の胸郭を引き寄せます
- 臀部が挙上した後は臀部もしくは大腿に手を添えます

## 4 重さのつり合い (p41「重さのつり合い」，下記コラム参照)

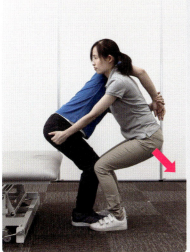

- 膝を固定，体幹を組み臀部を後下方へ下げます
- 対象者と介助者の重さをつり合わせ臀部を挙上させます
- 手で持ち上げるのではなく，手は対象者と介助者の身体をつなぐ役割を果たします

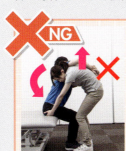

**NG**
- 肩や体幹で上に持ち上げないよう注意します。また，下を向いて組むと胸椎が屈曲し，持ち上げやすくなります。重さのつり合いを取る際は，顔を前方へ向け，脊柱が屈曲しないようにします

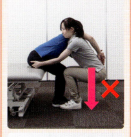
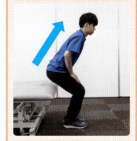

**NG**
- 重心を下方へ移動させると，対象者の股関節が屈曲し体幹が前傾するのみとなり，臀部は挙上しません。対象者が自分で立つ方向をイメージし，後下方へ重心を移動させます

### Column

## つり合いの練習

クワドピボット・トランスファーは構えや自分の重さを利用する身体の使い方など介助技術の基本になりますが，とても技術が必要な方法です。技術を習得するためのポイントと練習方法をご紹介します。

### ! Point

重心を後下方へ下げ臀部を挙上する際，膝が後方へ移動すると膝の固定が外れてしまいます。膝を前に出し前方に寄りかかりながら臀部を下げます。その際，骨盤が後傾し股関節が伸展したまま脊柱の屈曲で重心を移動させると腰痛の原因となります。骨盤を前傾させ，脊柱はまっすぐのまま股関節を屈曲させることにより臀部を後下方へ移動させます。そのため，膝を固定したまま股関節の屈曲を利用した重心移動を練習します。

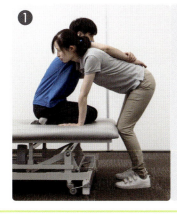

❶
- 対象者はベッドの上に正座します
- 介助者はベッドの側面に膝をつき，クワドピボット・トランスファーの基本の方法で組みます

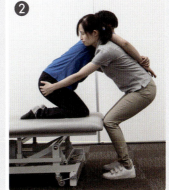

❷
- 膝がベッドから離れないよう股関節を屈曲し，自分の体重を利用しながら対象者の臀部を挙上させて，つり合いをとります

## Column

## クワドピボット・トランスファーの三次元動作解析：習熟度による違い

クワドピボット・トランスファーでは，対象者に合わせて介助者自身の身体の重さを利用できると負担が少なくなります．対象者に合わせた動きをするために重要なのが，「あそび」を的確に感じることです．2年目と25年目のセラピストのクワドピボット・トランスファーの対象者の臀部が椅子から離れた瞬間（離臀）から最高位まで達したところ（最高位）までについて分析しました．

介助者の股関節，膝関節の角度変化を図1に示します．2年目は主に股関節を中心とした運動となり，25年目は膝関節を中心とした運動となっていました．次に骨盤と胸椎部の運動軌跡を図2に示します．2年目では骨盤の位置がほとんど変化せず，胸椎部の位置変化が大きいことがわかります．このことから重心の後方移動を用いずに股関節を中心とした抱え上げのパターンとなっていることがわかります．一方，25年目では骨盤，胸椎部の位置が膝関節を中心として後下方に移動していることがわかります．このことから，自分の体重を有効に使って介助していることがうかがえます．

もちろん，技術的な習熟度に差が出てしまうのはやむを得ないのですが，2年目が自分の体重を使えない大きな理由の1つが対象者のからだの「あそび」を感じないまま介助を行っている点にあると考えています．2年目の膝関節の関節角度の変化に着目すると離臀前までは膝を中心とした動きが大きいのですが，離臀前あたりからほとんど変化がなくなっています．これは，介助者自身の体重を途中までは利用していたのですが，対象者のからだの「あそび」によりなかなか臀部が浮かず，結果的に抱え上げにより臀部を持ち上げざるを得なかったのです．

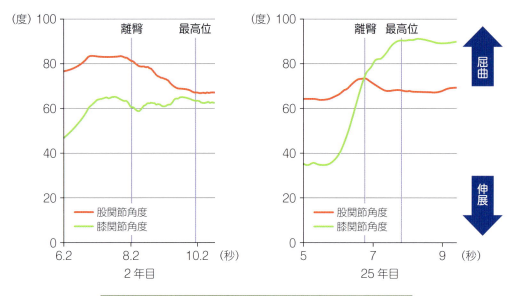

● 図1 介助者の膝関節，股関節の角度変化

|  | 2年目 | 25年目 |
| --- | --- | --- |
| 股関節角度変化（度） | −14.0 | −5.0 |
| 膝関節角度変化（度） | 2.8 | 13.8 |

＋：屈曲　−：伸展

●図2 介助者の体幹，骨盤，膝，足の運動軌跡

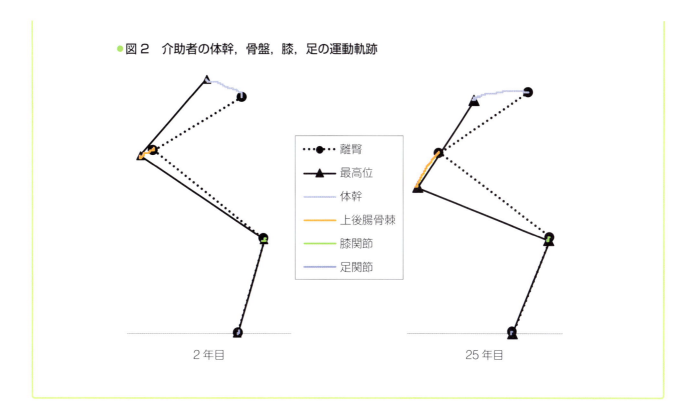

全介助法のトレーニング

## 2 クワドピボット・トランスファー：立位介助

クワドピボット・トランスファーの基本法の組み方，膝の固定，重さのつり合いを利用し，下肢に支持性がない対象者の立位を介助することができます．

### 1 構え

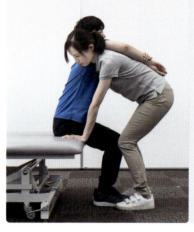

- 対象者の下腿が垂直になるよう足を置きます
- 対象者の腋窩に介助者の頭部を入れ，膝を固定し，クワドピボット・トランスファーと同様に開始姿勢をとります

### 2 運動と力の方向

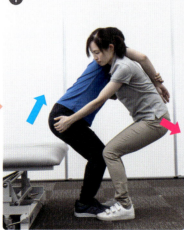

- 重心を後下方に下げ臀部を浮かせ，重さのつり合いをとります

**NG**

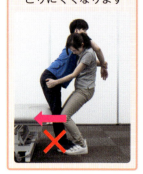

- 立ち上がる際，対象者の膝は若干前方へ移動します．そのため，トランスファー介助時よりも若干膝の固定を緩め，前方へ移動できるようにします
- 膝を後方へ押しすぎると，膝だけが伸展してしまい，立位がとりにくくなります

❷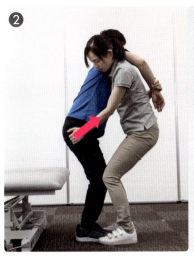
- 重さのつり合いを保ちながら，臀部に手を当て引き寄せ股関節を伸展させます

❸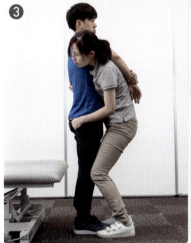
- 股関節が完全に伸展し，立位となるまで引き寄せます

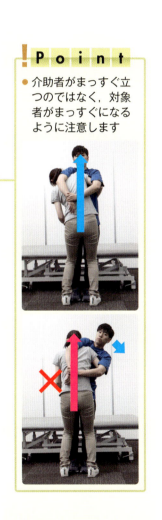

### !Point
- 介助者がまっすぐ立つのではなく，対象者がまっすぐになるように注意します

全介助法のトレーニング

# 3 クワドピボット・トランスファー：変法

クワドピボット・トランスファーを組み方を変えて行う方法です。

対象者が大きく前屈し，介助者は上方から介助します。対象者の股関節屈曲可動域に制限がないこと，前屈姿勢に恐怖感が少ないことが適応の条件となります。肩の可動域制限や痛みがあり，対象者の腋窩に潜れない場合などに行います。また，小柄な介助者が大柄な対象者を移乗する際にも有用です。

基本法と同様に相手と自分が密着すること，重心移動，膝の固定，重さのつり合いがポイントとなります。

**! Point**
- 基本法のように臀部を高く上げないで，少し浮いたところで方向転換します
- そのため，車椅子のアームサポートが脱着式や跳ね上げ，デスクアームなど適した形状のものを利用する必要があります

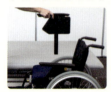

**! Point**
- 介助者が一歩前に踏み出し，組んでから前傾させ，膝を固定すると対象者とより密着することができます

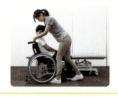

**✗ NG**
- 肘を曲げ，上肢の力で持ち上げようとすると体幹前面の圧迫が強くなり不快感が生じます

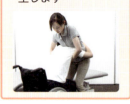

### 1 準備

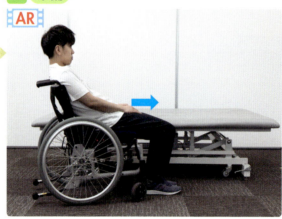

- アームサポートを取り外すか，もしくは跳ね上げます
- 臀部を前に出します

### 2 開始姿勢・構え

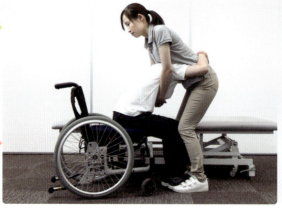

- 対象者の体幹を前傾させ開始姿勢を作り，膝を固定します（組み方は次頁の Point 参照）

## 3 運動と力の方向

❶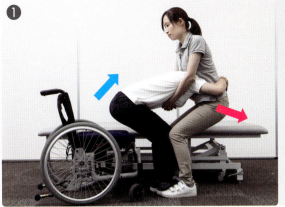

- 重心を後下方へ移動し,重さのつり合いを利用し臀部を挙上させます。基本法ほど高くは上がりません

❷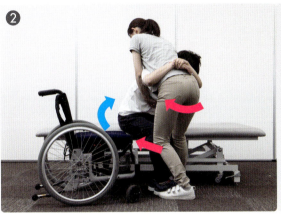

- 臀部が少し浮いたところで方向転換します
- 方向転換をする際,進行方向と反対側の膝(写真では左膝)で臀部を少し押し込みます

### Point

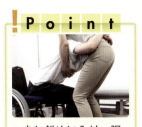

- 少し斜めに入り,腸骨稜に対象者の肩を乗せます
- 対象者の胸の前で手を組み,脇を締めます
- 介助者の腹部,両上肢で対象者の上部体幹を挟み込むイメージです

全介助法のトレーニング

# 4 クワドピボット・トランスファー：膝立ち介助

クワドピボット・トランスファーの別バージョンです。体格が大きい介助者が小さな対象者を介助する場合に用います。腹部で膝を固定し，介助者の肩で体幹の前傾をコントロールしながら対象者の頭部を下げることにより臀部を挙上させます。膝を支点とし，対象者が逆立ちになるイメージで頭部と臀部の重さのつり合いをとります。

## 1 流れ

**❶ 開始姿勢**

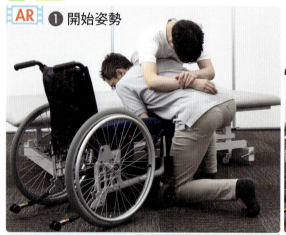

- 臀部を前に出し，膝を固定し開始姿勢を取ります

**❷ 臀部挙上**

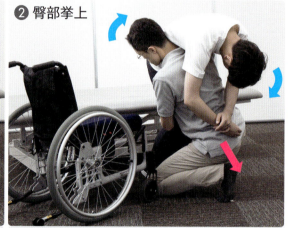

- 体幹を起こし，対象者の下肢に重心を乗せ臀部を浮かせます

**❸ 方向転換**

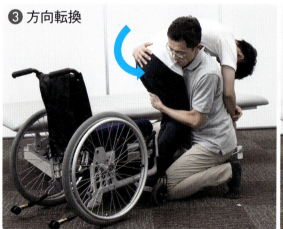

- 臀部が浮いたら臀部に手を当てて，方向転換します

**❹ 着座**

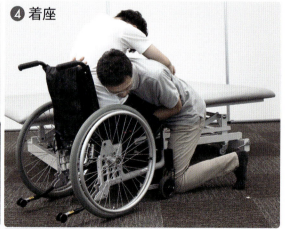

- 下肢に重心を乗せたまま，ゆっくりと着座します

## 2 組み方

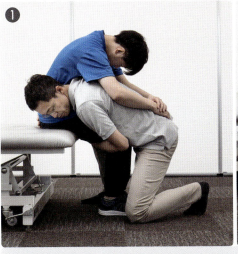
❶

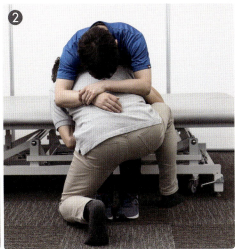
❷

- 膝立ちになり，肩が対象者の腹部に当たるように低い姿勢でもぐります
- 自分の腹部に対象者の膝を当て，膝を固定します

## 3 臀部の挙上

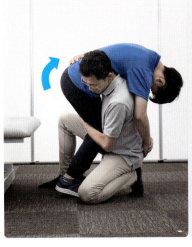

- 体幹を前傾させながら，対象者の膝を伸展させ，下肢に重心を乗せます

### Point

- 肩で担ぎ持ち上げないように注意します
- 膝を固定したまま前傾を強めることにより，膝が伸展し下肢に荷重がかかることにより臀部が挙上します

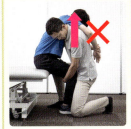

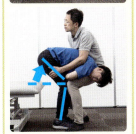

全介助法のトレーニング

65

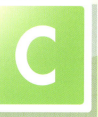

Part3 全介助法のトレーニング

# C 移乗介助

## 1 2人で行う移乗介助①（トランスファーボード使用）

骨折や変形などで下肢に荷重できない場合に用いることの多い方法です。端座位を経由しないので，体調不良時など，複数介助者で早急に対象者を臥位にしたい場合にも適しています。

### Point

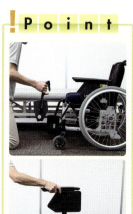

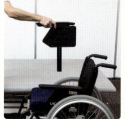

- ベッドなど，移動先の高さが調節できる場合は，車椅子の座面と同じ高さか，少し低くしておきます
- フット・レッグサポートを外せる場合は，外しておきます。外せない場合は，フットサポートのプレートを側方へ跳ね上げておきます
- アームサポートは取り外したり，跳ね上げたりしておきます

### 1 準備

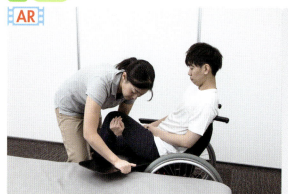

- 対象者の臀部を前へ引き出します
- ベッド側の下肢を持ち上げて，臀部の下にトランスファーボードを差し入れます

### 2 開始姿勢・構え

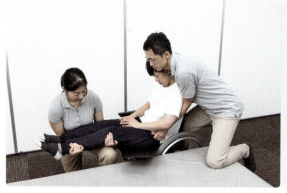

- 上の介助者は対象者の後方に立ち，片下肢をベッド上に乗せます
- 対象者の体幹を挟むように前腕を後方から差し入れ，大転子部に手を当てます
- 構えについては，p67のPointを参照

### 3 運動と力の方向・終了姿勢

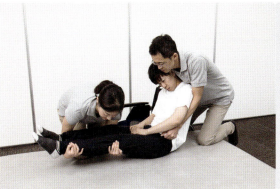

- 2人の介助者はタイミングを合わせて、対象者の臀部を側方へ滑らせます
- 上の介助者は、腋を締めたまま側方へ重心移動します
- 対象者の体幹を少し傾け、移動側の臀部に重心を乗せます
- 下の介助者は、下肢を水平移動させベッド上に載せます

**！Point**
- 上下2人の介助者のタイミングと速度を合わせることが重要です。下肢の移動が遅れると、上の介助者への負担が増します

**✗ NG**
- 持ち上げる介助は、介助者・対象者共に負担が大きいため、できるだけ避けます
- トランスファーボードを利用することで、滑らせる介助を行うことができます

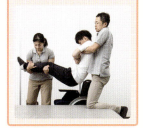

**！Point**

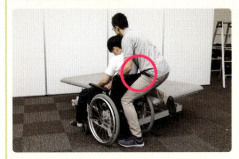

[上の介助者]
- 車椅子のグリップは、移動した際に引っ掛からないよう、あらかじめ避けた位置で構えます

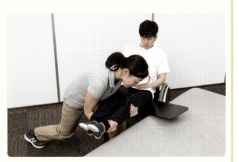

[下の介助者]
- 対象者の両下肢を側方からまとめて持ちます

---

**Column**

## 持ち上げ介助の弊害 その1

　80歳代の患者さんの話です。その方はリウマチを長く患っており、骨粗鬆症も進行している状態でした。腰椎の圧迫骨折がようやく治ってきたところで、脛骨を骨折してしまい、保存療法のため片下肢完全免荷となってしまいました。

　看護師は「丁寧に介助しよう」と、2人で持ち上げる方法で移乗介助を行うことにしました。しかしこの方は、前述の通りリウマチや骨粗鬆症で骨や関節が非常に弱く、介助を受ける度に、さまざまなところに痛みが出るようになってしまいました。

　この問題に対しセラピストは、トランスファーボードを利用して、滑り台のように臀部を横に滑らせる移乗方法を提案し練習、生活での移乗につなげることで、問題解決に至りました。本人に痛みがなく、介助者も負担が減る方法を、本人の能力を最大限に活かしながら見つけることができた例です。

　この症例のように、骨や関節が弱い方にとって、介助は負荷となってしまう場合があります。持ち上げる介助は、必ずしも「丁寧な」「安全な」介助ではないというのは、意外と落とし穴なのかもしれません。

## 2 2人で行う移乗介助②

端座位から端座位の移動に用います。例えば電動車椅子など，対象者の足底が接地できないような，高さのある環境で多く用います。

### !Point

- 押し合う力がつり合わなくなると重く感じます
- 介助者の肩が尖端で圧迫すると，対象者の胸郭に刺さるようになり，痛みの原因となります。介助者の体幹が捻じれないように注意し，対象者の胸下を面で支えるように構えます

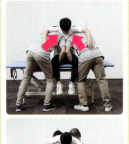

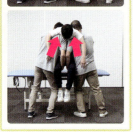

### 1 開始姿勢・構え

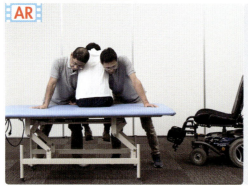

- 対象者の腋窩から頭部を入れ，担ぐように構えます。対象者の胸郭を，介助者の肩と首で挟みます
- 外側の手をベッド上に置いて支持し，介助者が両側から押し合うことで，対象者の体幹を安定させます
- 内側の手で対象者の大腿を抱え，介助者の脇腹で挟んで安定させます
- 両側の介助者が同程度の力で押し合うように，声を掛けて調整します

### 2 力と運動の方向

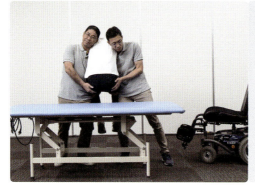

- 両側から押し合いながら，タイミングを合わせて同時に立ち上がります
- 外側の手で臀部を軽く支えます

### 3 終了姿勢

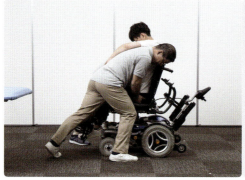

- タイミングを合わせながら移動し，着座させます
- 構えを変えずに対象者の体幹を後方へ起こします
- 対象者が車椅子のバックサポートに接触し，安定してから離れます

# 3 3人で行う移乗介助

　この方法は対象者を臥位から臥位へ，姿勢を変えずに移動する方法です。
　対象者の姿勢変換が困難であったり，頭頸部安静の必要性が高い場合，重度四肢麻痺者を高いベッドやリクライニング車椅子に移動する場合などに行います。
　対象者が小児の場合は，介助者2人で行う場合もあります。
　持ち上げることによる，介助者側の負担が大きいため，必要性の見きわめが重要です。

## 1 準備

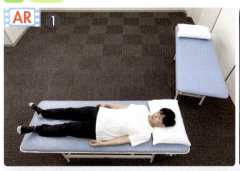
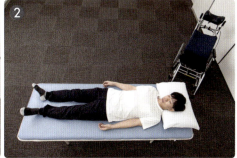

- 移動距離を短くするために，写真のように配置します
- 移動は頭側に進むようにします
- 高さが変えられる環境（昇降ベッドなど）の場合は，高くしておきます
- 車椅子のリクライニングは倒して，臥位に近い姿勢にしておきます
- アームサポートは外したり，跳ね上げたりしておきます

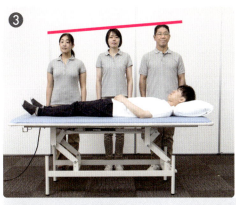
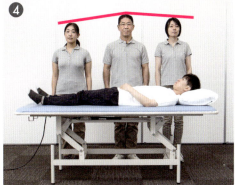

- 基本的には介助者は身長順に並び，身長の高い人が頭側を担当します（❸）
- 対象者の臀部がもっとも重いため，力のある介助者が中央を担当したほうがよい場合もあります（❹）
- 対象者の頭頸部の安静度を理解している人が，頭側を担当したほうがよい場合もあります
- 3人の介助者の体格等のバランスと，対象者の状況に合わせて判断が必要です

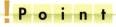

!Point

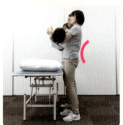

- 体幹伸展位のまま前傾し，膝・股関節を屈曲して重心を低く構えます

!Point

- 介助者の腰椎は軽度伸展位になります。介助者と対象者の重心を近づけることで，腰への負担を減らします
- 上肢に感じる重みが少なくなる姿勢を目指します

- 介助者が少しでも屈曲位になると腰への負担が非常に大きくなり危険です

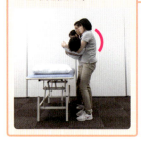

## 2 開始姿勢・構え

❶

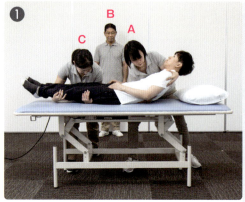

- 最初に介助者AとCが，対象者の下に手を入れます
- 介助者Aは頸部・肩甲帯を支えて対象者の体幹を少し起こし，腰部にも手を入れます
- 介助者Cは下腿を前腕で支えます
- 介助者AとCが構えたら，続いて介助者Bが対象者の腰部と大腿の下に手を入れます
- 腰部は手を入れにくいため，介助者Aが対象者の体幹を少し起こし，介助者Bの前腕が奥まで入るよう補助します

❷

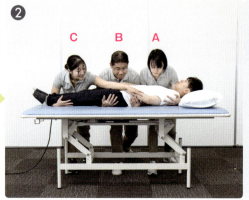

- 3人の介助者の手が，反対側から完全に出るくらいまで，前腕を深く入れます
- 対象者の上肢が落ちてしまう場合は，介助者Cが対象者の手が落ちないように支えます

## 3 力と運動の方向

❶

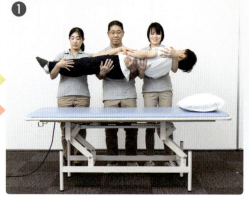

- 介助者Aがリーダーとなって声をかけ，3人の動くタイミングをすべて合わせます
- 構えた姿勢から重心を後方へ移動し，対象者をベッドの端へ引き寄せます
- 対象者が水平になるように，3人の介助者は同時に立ち上がります
- 対象者を胸の上に乗せるように，介助者は下肢・体幹を完全伸展します
- 肘の屈曲角度や対象者との距離は，構えの姿勢から変えずに動きます

70

❷

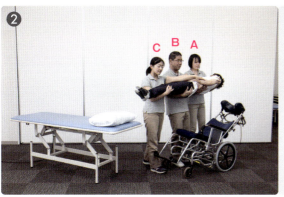

- 3人の姿勢が整ったら，かけ声で合わせながらゆっくり移動します
- 腰椎伸展位のまま動きます
- 移動先（ここでは車椅子）の前で，立ち止まります

### 4 終了姿勢

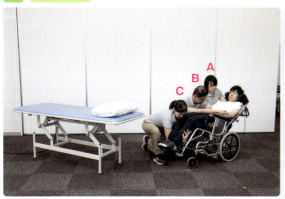

- かけ声で3人が同時にしゃがみ，対象者を移動先（ここでは車椅子）へ降ろします
- 介助者と対象者の身体の距離はずっと変えずに動きます
- 構えとは反対に，介助者Bが最初に手を引き抜きます。腰部は手を抜きにくいので，介助者Aが軽く対象者の体幹を起こし，サポートします
- 続いて，介助者AとCが手を抜きます

**✗ NG**

- 体幹（腰椎）を屈曲しながら対象者を下ろすと，介助者の腰に大きな負担がかかります
- また，肘を伸展して下ろそうとすると，介助者の重心から対象者が離れ，非常に重く感じます
- 介助者の上肢と腰に大きな負担がかかります

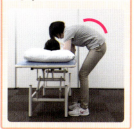

**! Point**

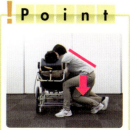

- 介助者は体幹伸展位を保持したまま，下肢を屈曲し重心を下げて，対象者を移動先（車椅子）へ下ろします

全介助法のトレーニング

# 4 腿乗せ移乗介助

　介助者が腰掛けられる環境で行う介助です．脳性麻痺者など，痙縮が強い場合にも適しています．

　股関節の屈曲可動域に制限がある場合は，骨折のリスクがあるため，適応外となります．十分に評価して選択してください．

### 1 開始姿勢・構え

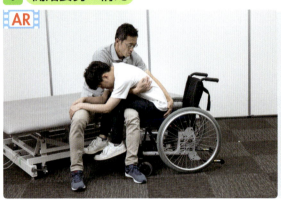

- 対象者の臀部を前方へ引き出します
- 介助者はベッドへ腰かけます
- 対象者の両下肢を，介助者の車椅子側の大腿に乗せます
- 対象者を深く前屈させ，介助者の前腕で胸郭を下から支えます

### 2 運動と力の方向

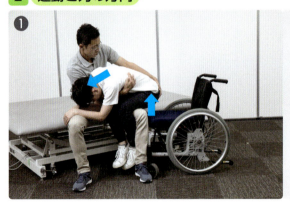

- 対象者の頭部を下げるようにより深く前屈させ，重心を前方移動させます．介助者の大腿に対象者の重心が乗ると，対象者の臀部が座面から浮きます
- 介助者の手を臀部に当て，重心移動をサポートします

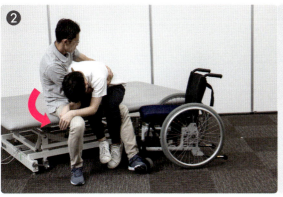

❷
- 対象者の重心を介助者の大腿に乗せたまま，車椅子から離れるように臀部を横へスライドさせます
- 対象者を乗せていない側の下肢の力で移動します
- 介助者と車椅子の間のベッドへ，対象者の臀部を下ろします

!Point
- 介助者の大腿は水平に保ちます．状況に応じて，ベッドの高さを調節したり，踵を上げるなどの工夫が必要です
- 介助者の大腿が傾斜していると，対象者が滑り落ちやすくなります

### 3 終了姿勢

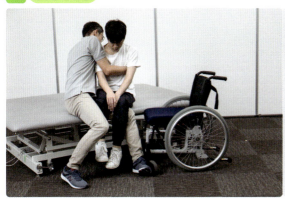

- 対象者の体幹を起こして臀部に重心を移動します
- 対象者を支えながら，介助者の下肢を抜きます

## Column

### 介助法のバリエーション

施設で働く支援員さんから，こんな相談を受けたことがあります．
「頸髄損傷の方の入浴時に，臀部を洗う介助で困っています．全介助で立位にしようとするのですが，下肢の屈曲痙縮が強く，また浴室は滑るため，失敗して怖い思いをするときがあります」
この支援員さんには「腿乗せ移乗介助」をお伝えし，安全に臀部を浮かす方法として，非常に喜んでもらうことができました．
生活ではさまざまな環境や活動を必要とします．セラピストは対象者の身体機能と状況に合わせて提案ができることを求められます．

## 5 ハネムーンリフト

対象者が非常に小さい場合，特に小児を対象によく用いられる方法です。持ち上げる介助なので，体格の大きい対象者には不向きであり，リスクとなります。

ここでは床から持ち上げる方法を紹介します。

### 1 開始姿勢・構え

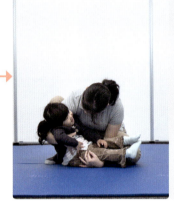

- 頭側の下肢を立てて，片膝立ちになります
- 介助者は体幹伸展位を保ったままで屈みます
- 対象者の膝下と背中に前腕を入れて支えます

**NG**
- 腰を屈曲して構えると，腰への負担が非常に大きくなります

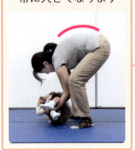

### 2 運動と力の方向

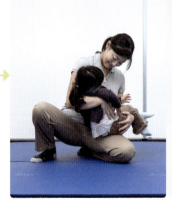

- 対象者の臀部を，介助者の膝をついている側の大腿に乗せます。このとき，介助者は膝をついている側（写真では左）を向きます
- 対象者をできるだけ介助者の重心に近づけるように，引き寄せます

**Point**
- 構えてから立ち上がるまで，常に体幹伸展位を保つことが重要です。特に床から持ち上げる介助は，腰椎に負担がかかりやすいため，注意が必要です

❷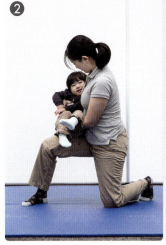

- 対象者の臀部を，介助者の反対の大腿に移動させます
- 介助者は臀部を上げて片膝立ち姿勢になります。この時，反対側（写真では右）に向きを変えます
- 介助者は股関節を回旋するように動きます。腰椎を回旋するのではないことに注意しましょう

### 3 終了姿勢

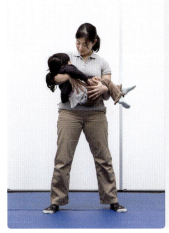

- 正面へ向きを変えながら立ち上がります（写真では左）
- 股関節回旋の力を利用します

### Column

## 成長と介助法

　床におりる機会の多い子どもに対して，ハネムーンリフトはよく行われる介助方法です。しかし病院で働いていると，対象者が大人になっても，子どものときに行っていたハネムーンリフトを選択している家族に出会うことがあります。小児期からずっと介助を続けている家族にとって，対象者の成長は連続的で，持ち上げない介助方法に切り替えるきっかけがない場合が多いのです。

　持ち上げない介助方法を伝えたり，リフトなどの福祉機器を紹介するなど，身近な医療職が是非きっかけをつくってください。床ではなくベッドへと，生活様式の変更も介助負担の軽減には有効です。生活を変えるのは家族にとっては大変なことなので，簡単には受け入れられないかもしれません。医療職は少しずつ，根気強く，ていねいにかかわることが必要です。

Part3 全介助法のトレーニング

# D 車椅子上姿勢調整

## 1 前方への移動

立ち上がりや移乗介助の前の準備としても，よく行われる介助です。
1回で大きく動かすのではなく，小さい移動を左右交互にたくさん行うことで移動するようにします。

**Point**
- 反対側の股関節を軸にした骨盤の回転運動を利用します
- 下肢から骨盤へ効率的に力を伝えるために，動きにともなって力を加える方向は少し内側の方向へ変化していきます

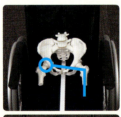
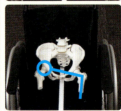
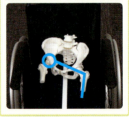

### 1 開始姿勢・構え

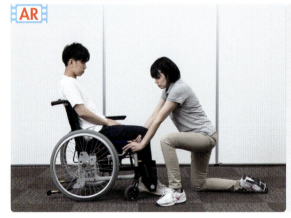

- 片膝をつき，対象者の膝窩に対側の手を入れます
- 反対の手で，車椅子が前方に動いてしまわないよう押さえます

### 2 運動と力の方向

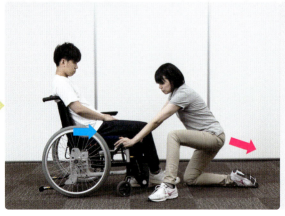

- 手の構えは変えずに，重心を後方へ引きます。対象者の下肢も一緒に動きます
- 対象者の骨盤は，反対側の坐骨を軸に回転し，力を加えた側の臀部が前方へ移動します
- 反対側も同様に行います

## 2 側方への移動

車椅子上の端へ寄ってしまった臀部を，中央へ移動したい場合に行います。
身体と車椅子の構造を利用して，少ない力で動かすことができます。

### 1 開始姿勢・構え

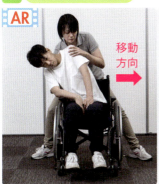

- 移動方向と反対側の骨盤から胸郭に手を当て，対象者がアームサポートに強く当たらないよう保護します
- 移動方向と反対側（写真では右側）に対象者の体幹を大きく倒し，介助者の腕に完全に寄りかからせます
- 対象者を軽度前屈させて，介助者の胸で後方から支え，対象者を安定させます

### 2 運動と力の方向

❶

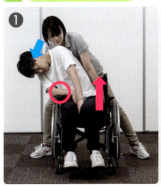

- 移動方向側（写真では左側）の臀部の圧が軽くなっているので，骨盤を側方へ転がすように，坐骨を軽く引き出します
- 骨盤を少しずらす程度を心がけ，持ち上げ過ぎに注意します

### 3 終了姿勢

❷

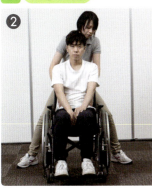

- 臀部の上に体幹を乗せるように起こし，バックサポートに接触するところまで体幹を起こします
- 下肢の捻れを直します。大腿後面を一度浮かせて，皮膚のよれを直します（脚抜き）
- 衣服の捻れを整えます

### !Point

- ここではテコを利用しています
- 寄りかかったアームサポートを支点に，脊柱をレバーアームにして，側方への回転力を骨盤へ伝えます

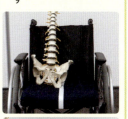
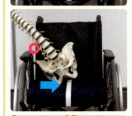
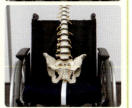

全介助法のトレーニング

## 3　1人で行う後方への移動

臀部を座シートの奥へ深く入れたい場合に行います。

介助者が対象者に正面からアプローチするので，対象者は安心感をもちやすく，他の介助との連続性をもたせやすいという特徴があります。臨床で多く行われる方法です。

組み方や重さのつり合いの利用はp62「クワドピボット・トランスファー：変法」と同様です。

### ! Point

- 骨盤が前傾すると，重心が臀部から下肢に移ります。股関節の屈曲がポイントです

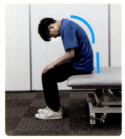

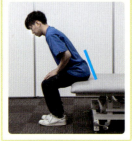

### 1 開始姿勢・構え

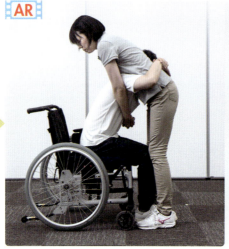

- 対象者の下肢をフットサポートから下ろします
- 対象者の胸郭を抱えるように，上から手を回します
- 対象者は介助者の腰に手を回します（困難な場合は膝上に置きます）
- 介助者の胸下と，対象者の肩が密着します
- 対象者の膝を固定します

### 2 運動と力の方向

❶

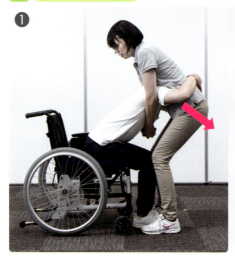

- 密着したまま後方へ重心移動することで，対象者の重心を下肢へ乗せ，臀部へかかる圧を減らします
- p62「クワドピボット・トランスファー：変法」と同様に，重さのつり合いを利用します

❷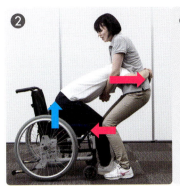
- つり合いを保ったまま，対象者の膝だけを軽く押し込みます

- 「持ち上げる」という意識が強いと，写真のように引き上げてしまい，対象者は苦痛です。「つり合う」感覚を大事にします

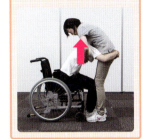

❸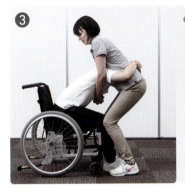
- 膝を押したまま臀部を下ろすと，臀部が開始位置より後方へ着地します

- 着地する際に重心が対象者側へ崩れると，放り投げるようになります
- 重心は下肢の上で，つり合いを保ったまま，対象者の膝を軽く伸展させるだけです

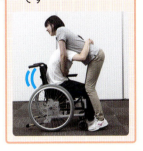

### 3 終了姿勢

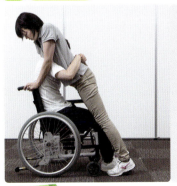
- バックサポートに接触するところまで，対象者の体幹を起こします

---

#### Column

## 持ち上げ介助の弊害 その２

　車椅子上での姿勢調整で最も多く行われるのは，後方への移動ではないかと思います。
　写真のように後方から引き上げる方法を，見たことがあるかもしれません。この方法は，「持ち上げる」という労力のわりに臀部があまり深く入らず，非常に効率の悪い介助のように思います。また，対象者の肩や腕へ負担がかかるので，肩の痛みや骨折の原因となります。上肢に麻痺や痛みがあったり，骨粗鬆症の対象者には，特に行わないほうがよい方法といえます。
　さまざまな介助方法を知ることで，お互いが安全で快適な方法を選択できるようになることを目指しましょう。

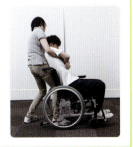

## 4 2人で行う後方への移動

臀部を座シートの奥へ深く入れたい場合に行います。

1人介助よりも介助者の負担が少なく，臀部の移動も確実に行えます。対象者が大きい場合や変形・拘縮などで，1人介助が効率的に行えない場合は，積極的に選択します。臨床で多く行われる方法です。

**!Point**
- 骨盤が前傾すると，重心が臀部から下肢に移ります。これによって，臀部を軽く移動することができます。股関節の屈曲がポイントです

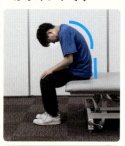
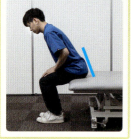

**✗NG**
- キャスタの向きを変えずにフットサポートへ荷重すると，写真のようになり危険です

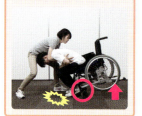

### 1 開始姿勢・構え

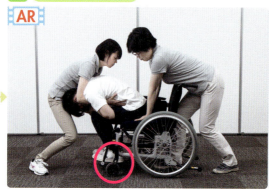

- 車椅子のキャスタを写真のような向きに変えます。これは車椅子が後進するときと同様のキャスタ位置です。フットサポートに荷重した際に，後輪が浮き上がるのを防ぎます
- 対象者を大きく前屈させ，構えます
- 構えについては，p81のPointを参照

### 2 運動と力の方向

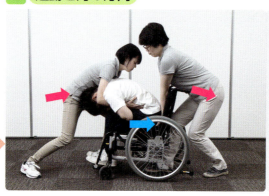

- 対象者の重心を下肢へ乗せます。前の介助者が，軽く後方へ引くようにして重心移動します
- 後ろの介助者は，対象者の坐骨を後方へ引き出すように滑らせます。持ち上げないように行います

## 3 終了姿勢

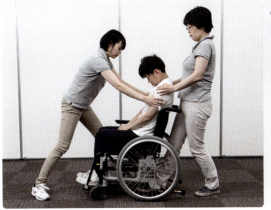

- 対象者の体幹を車椅子のバックサポートに接触するところまで起こします

## !Point

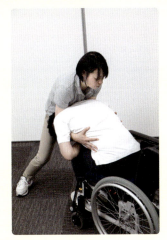

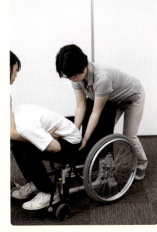

［前の介助者］
- 臀部にかかる圧を減らす役割です
- 対象者を大きく前屈させ，介助者の前腕で前から支えます
- 胸郭に手を当てて，対象者の脊柱を軽く伸展位に引きます

［後ろの介助者］
- 臀部を後方へ滑らせる役割です
- 対象者の坐骨の下に手を差し入れて，クッションと臀部の間の摩擦をなくします

Part3　全介助法のトレーニング

# E 端座位移動

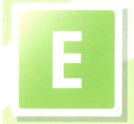

ここでは対象者が端座位のまま前後に移動する方法を示します。移乗介助の前後で対象者の下肢が接地していない場合には前方へ，座り方が浅くそのままでは転落の危険性がある場合には後方への移動を行うときに使用する方法です。

## 1 端座位で前方への移動

### 1 構え

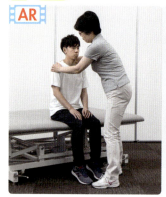

- 介助者は対象者の肩から後方に手を回し，前腕で対象者を支えます

### 2 運動と力の方向

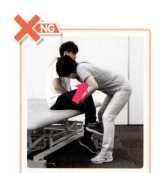

- 介助者が重心移動をせずに，対象者の膝窩に入れた上肢で引っ張ってはいけません

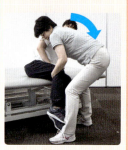

- 対象者を傾けすぎると対象者の体重が坐骨に乗りにくくなります

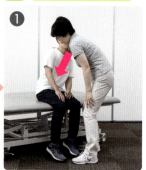

❶
- 介助者は自分自身が重心移動しながら対象者の体幹を傾けます
- 対象者の体重が傾けた側の坐骨（写真では左坐骨）に乗っていることを身体を支えている上肢で感じ取ります

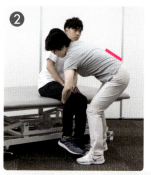

❷
- 介助者は体幹をまっすぐにして，対象者の膝窩付近に手を入れて対象者の下肢を浮かせます

82

❸
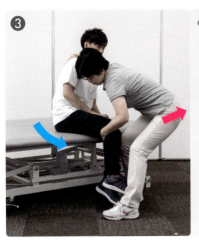

- 対象者が坐骨（この場合は左坐骨）を中心に前方へ回転するように介助者は重心移動します

> **!Point**
> - 介助者は自分の下肢を中心に回転運動をして重心移動します
> - 介助者の回転運動は膝窩に差し入れられた上肢を通じて対象者に伝わり、対象者は坐骨を中心に回転運動して前方に進んできます
> - 動きにくいときは坐骨に体重が乗っていないことが多いです。そのようなときは坐骨に体重が乗る位置を探ることが重要です

## 3 運動と力の方向

❶
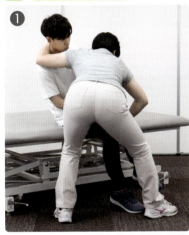

- 反対側も同様に行います
- 1回の移動量が少ないので、複数回行います

❷
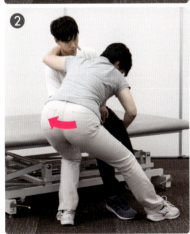

## 2 端座位で後方への移動

!Point
- 前方移動と同じように対象者を大きく傾けすぎず、対象者の片側坐骨に体重が乗るように傾けることです
- 前方移動とは逆の方向に回転するイメージで行います
- 開始姿勢で対象者の体幹を後方に倒しすぎると前方に滑り落ちることがあるので注意が必要です

### 1 構え

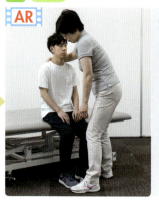

- 介助者の構えは前頁の前方移動のときと同じですが、対象者が浅く座っていることが多いので転落しないように注意します

### 2 運動と力の方向

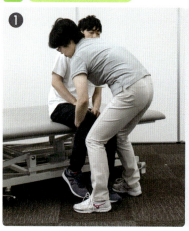

❶
- 前方移動のときと同様に対象者の体幹を傾け、坐骨に体重が乗っていることを感じ取ります
- 介助者は体幹をまっすぐにして、対象者の膝窩付近に手を入れて対象者の下肢を浮かせます

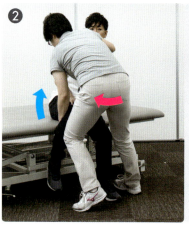

❷
- 膝窩に手を差し入れた側の対象者の膝（写真では対象者の右膝）に、介助者の大腿前面（写真では介助者の左大腿前面）を当てておきます
- 対象者が坐骨を中心に後方へ回転運動するように介助者は重心移動します
- このときに補助的に対象者の膝を介助者の大腿前面で押します

## 3 運動と力の方向

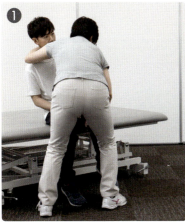

❶

● 反対側も同様に行います

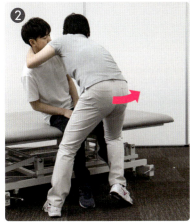

❷

### Column

### 回転運動

　対象者の動きがいわゆる「端座位でのお尻歩き」と同じ動きとなります。対象者の重心が片側の坐骨に乗ると反対側の坐骨の荷重が少なくなり，回転運動を行いやすくなります。

Part3　全介助法のトレーニング

# F 臥位移動

## 1 背臥位で頭方向への移動：上方移動

この手技は対象者が背臥位という動きにくい姿勢での介助です。介助者の重心移動をいかに効率的に対象者に伝えるかがポイントとなります。

### 1) 手技1　介助者の大腿部を対象者の坐骨に当てて行う方法

**1 構え**

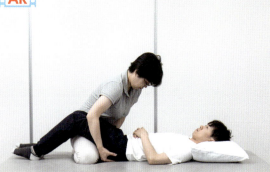

- 介助者は片膝を対象者の膝の下に入れ、体幹はまっすぐにします
- 介助者は対象者の臀部に手を当て、脇を締めます

**Point**
- 一度に大きく動かさず、少しずつ何回かに分けて介助を行います。一度に動く距離は数cm～10数cm程度です

**Point**
- 介助者の下肢を対象者のベッド上に乗せる際には対象者に了解を得ることが重要です

**NG**
- 対象者の仙骨部に褥瘡がある場合は褥瘡部に摩擦が加わるため、この方法は推奨できません。また円背の方の場合も脊柱棘突起に負担がかかる可能性があるので推奨できません

**2 運動と力の方向**

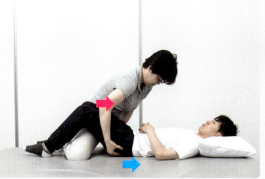

- 介助者はまず対象者の「あそび」を取ります
- 「あそび」がなくなった位置から、さらに対象者の脊柱長軸方向に重心移動すると、対象者に介助者の動きが伝わり対象者が上方に移動します

## 2 手技2　対象者の両下肢を介助者の下肢に乗せて行う方法

### 1 構え

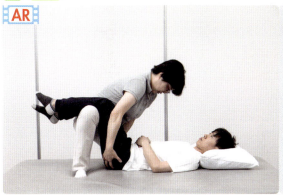

- 介助者は片膝を立て，大腿部の上に対象者の両下肢を乗せます
- 介助者の体幹はまっすぐにし，手は対象者の臀部に当てます
- 対象者の両下肢を包み込むように密着して脇を締めます

**Point**
- 対象者の下肢は介助者の股関節に近い位置に乗せます
- 密着して構えることにより対象者の臀部が少し浮きます
- 手技1と同様，一度に大きく動かさず，少しずつ何回かに分けて介助します
- 介助者は対象者の脊柱に伝わる力を感じ取ります
- 手押しになりがちなので，重心移動を意識してください

### 2 運動と力の方向

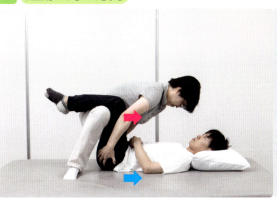

- 運動と力の方向は前頁の手技1と基本的には同じです
- 介助者はまず対象者の「あそび」を取ります
- 「あそび」がなくなった位置から，さらに対象者の脊柱長軸方向に重心移動すると，対象者に介助者の動きが伝わり対象者が上方に移動します

**NG**

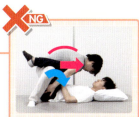

- 介助者が動いたときに対象者の下肢を動かして股関節を屈曲してしまうと対象者の脊柱に力が伝わりません
- 手技1と同様，対象者の仙骨に褥瘡がある場合や円背の場合はこの方法は推奨できません

### Column

#### スライディングシートの活用

　機能訓練室ではこの方法で介助可能ですが，エアマットレスなどベッドがやわらかい場合は対象者が沈み込んでしまい介助が難しいです。

　このようなとき，肩甲帯や仙骨など圧力が高いところにスライディングシートなどの摩擦を減らす道具を使用すると有効です。

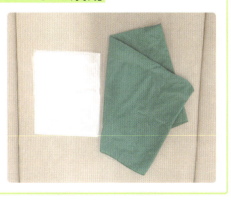

## 2 背臥位で脚方向への移動：下方移動

　この手技も頭方向への移動と同様に対象者が背臥位という動きにくい姿勢での介助です。頭方向への移動よりも介助者の体重を力源として使いやすいため，大きく動かし過ぎないように注意します。

### 1 手技1　対象者が膝立位で行う方法

#### 1 構え

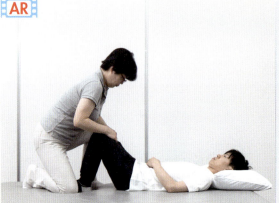

- 介助者は体幹をまっすぐにして片膝立ちになります
- 対象者の大腿遠位部に手を当て，脇を締めます

!Point
- 対象者の足関節を中心に対象者の下腿が回転運動します。それによって膝が下方に動き，その動きが股関節を介して脊柱まで伝わります
- 上方移動と同様に一度に大きく動かさず，少しずつ何回かに分けて介助を行います

#### 2 運動と力の方向

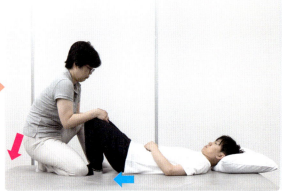

- 介助者はまず対象者の「あそび」を取ります
- 「あそび」がなくなった位置から介助者は，さらに脊柱長軸方向の後方に重心移動します。このときも介助者は手を介して対象者の股関節，骨盤，脊柱に対して下方に力が伝わることを感じ取ります

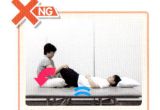

NG
- 介助者が座り込んでしまうところまで一気に動くと対象者の関節に大きな力が加わり危険です
- 対象者の足関節背屈や膝関節屈曲に関節可動域制限がある場合，この方法は実施できません
- 上方移動と同様に，褥瘡がある対象者にはこの方法は推奨できません

88

## ② 手技2　対象者の両下肢を介助者の下肢に乗せて行う方法

### 1 構え

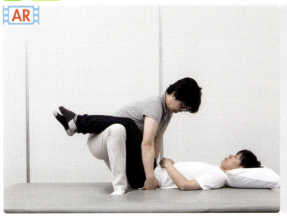

- 介助者は片膝を立て，大腿部の上に対象者の両下肢を乗せます
- 介助者の体幹はまっすぐにし，手は対象者の腸骨稜付近に当てます
- 対象者の両下肢を包み込むように密着して脇を締めます

!**Point**
- 対象者の下肢は介助者の股関節に近い位置に乗せます
- 介助者は対象者の腸骨稜付近に当てた手を介して対象者の脊柱に伝わる力を感じ取ります
- 手技1と同様に一度に大きく動かさずに，少しずつ何回かに分けて介助を行います

### 2 運動と力の方向

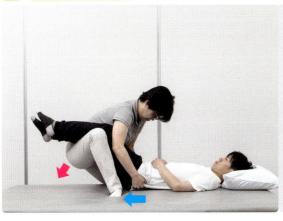

- 介助者はまず対象者の「あそび」を取ります
- 「あそび」がなくなった位置から介助者はさらに脊柱長軸方向の後方に重心移動します。このときも介助者は手を介して対象者の股関節，骨盤，脊柱に対して下方に力が伝わることを感じ取ります

**NG**

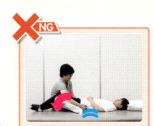

- 介助者が座り込んでしまうところまで一気に動くと対象者の動きをコントロールできなくなるため危険です
- 上方移動と同様に，褥瘡がある対象者にはこの方法は推奨できません

# 3 背臥位で側方への移動：側方移動

　側方移動は対象者の身体を「下肢」「骨盤」「体幹・頭部」の3つに分けて介助する方法です。技術的には骨盤部の介助が最も難しい手技です。側方移動全体としては最後に胸郭を修正し，対象者が快適に背臥位で過ごせることが最も重要です。特に衣服のしわや敷物の偏りなどに配慮が必要です。

## 1 手技1　介助者から遠ざかる方向への移動

### 1 下肢の移動

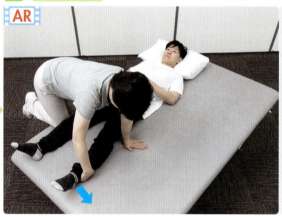

**!Point**
- 一度に大きく動かさず，少しずつ何回かに分けて介助します
- 骨盤を傾けすぎないように注意します
- 介助者の上肢は体幹の重心移動を伝えるだけの役割で，肘は伸ばしたままとなります

**構え**
- 介助者はベッドに手をついて，対象者の下肢を下から手掌で支えます

**運動と力の方向**
- 対象者の股関節を中心に手前から奥へ下肢を移動します

### 2 骨盤の移動

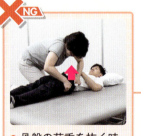

**×NG**
- 骨盤の荷重を抜く時に介助者は肘を曲げて上肢で引っ張らないようにしてください

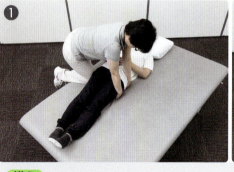
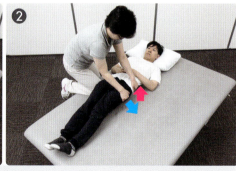

**構え**
- 介助者は体幹を起こします
- 介助者は対象者の骨盤を移動方向に転がし，自分の膝を差し入れます
- 反対側の大転子付近に手を置きます

**運動と力の方向**
- 介助者は斜め上方に重心移動します
- このとき介助者の膝に乗っていた対象者の荷重が抜け，骨盤が転がります

### 3 体幹・頭部の移動

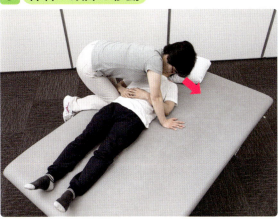

**構え**
- 介助者はベッドに手をついて，対象者の肩口から反対の手を差し入れて前腕で対象者を支えます
- 片膝をベッドにつきます

**運動と力の方向**
- ベッドについた膝と手を支点に重心移動します

### 4 胸郭の修正

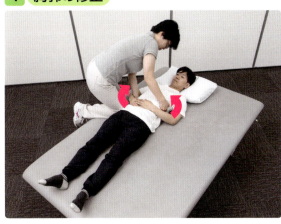

**構え**
- 介助者は，対象者の胸郭に両手を当てます

**運動と力の方向**
- 胸郭が動ききらずにねじれていることがあるので，ねじれを確認し修正します

## ② 手技2　介助者に近づく方向への移動

### 1　下肢の移動

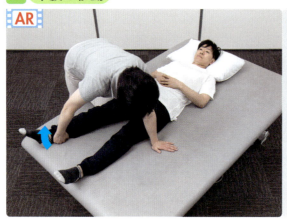

**構え**
- 介助者はベッドに手をついて，対象者の下肢を下から手掌で支えます

**運動と力の方向**
- 手技1とは運動方向が逆になるだけで，介助者の構え，下肢の持ち方，重心移動は同じです

### 2　骨盤の移動

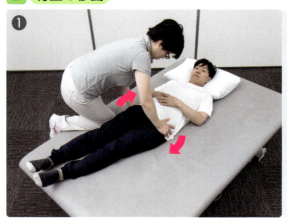

**構え**
- 介助者は体幹を起こし，両肘を伸ばして対象者の大転子付近に手を当てます

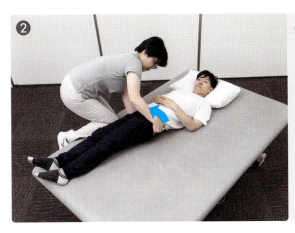

**❷**

**運動と力の方向**
- 介助者は後下方に重心移動し，対象者の骨盤を転がします
- 転がした側の介助者の手のひらに対象者の骨盤の重みを乗せます

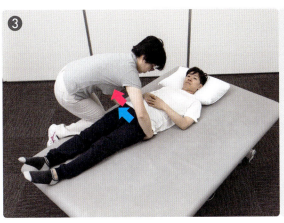

**❸**

**運動と力の方向**
- 介助者は対象者の骨盤の重みが乗っている上肢を引きます
- 介助者の反対側の上肢は骨盤の位置が維持できるように押さえておきます

**！Point**
- 動きの方向は重みのかかった側の手掌が対象者の骨盤ごと回転するイメージです

### 3 体幹・頭部の移動，胸郭の修正

- 介助者の構え，動きは手技1と同じです。方向は逆になります

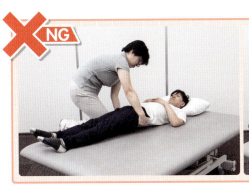 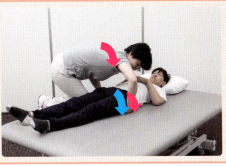

❌ **NG**

- 骨盤が側方に動かずに，転がって元の位置に戻ってしまうことがあります。これは骨盤を押さえている側の上肢も一緒に動いている場合が多いです。うまく骨盤が動かないときは骨盤を押さえる側の上肢で引きつける力を抜かずに行うとよいでしょう

## 3 手技3　膝立位で側方への移動（介助者から遠ざかる方向へ）

### 1 下肢・骨盤の移動

!Point
- 対象者の大転子に当てた下肢は動かさず，対象者の臀部が回転するときに横にずれないように支えておきます

NG
- 下肢・骨盤の介助のときに大きく動かしすぎないように心がけます。動きが大きすぎると対象者の腰部への負担が大きくなります

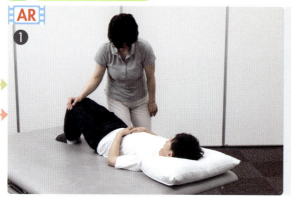

❶ 構え
- 対象者の両膝を立てて移動方向に倒します

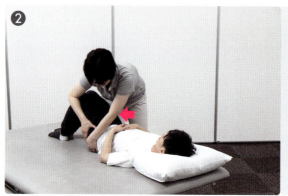

❷ 構え
- 介助者は対象者の大転子付近に膝を差し入れます
- 対象者の反対側の大転子から腸骨稜に介助者の手を当てます

### 2 骨盤の移動

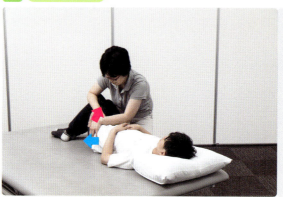

運動と力の方向
- 介助者は後下方に重心移動し，介助者側に対象者の膝を倒します

### 3 体幹・頭部の移動，胸郭の修正

介助者の構え，動きは手技1と同じです

## 4 手技4　下肢を乗せて側方への移動

### 1 下肢・骨盤の移動

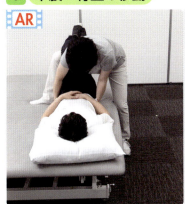

**構え**
- 介助者は体幹をまっすぐにして，対象者の臀部に手を当てます
- 対象者の両下肢を介助者の大腿部に乗せます

> **Point**
> - p87の上方移動の手技2の流れで行うときに使いやすい手技です
> - 左右どちらも同じ構えから移動できます
> - 対象者の下肢は介助者の股関節に近い位置に乗せます

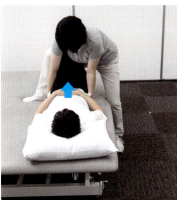

**運動と力の方向**
- 介助者は鉛直方向に重心移動します
- このとき対象者の臀部が少し支持面から浮くイメージです

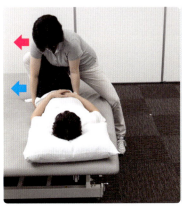

**運動と力の方向**
- 介助者は側方に重心移動します
- このとき対象者の骨盤は腰椎を中心に側屈するイメージです

### 2 体幹・頭部の移動，胸郭の修正

介助者の構え，動きは手技1と同じです

Part3 　全介助法のトレーニング

# 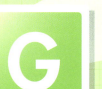 腹臥位への寝返り

## 1 背臥位から腹臥位への寝返り

　この手技は回転時下側の肩関節の保護，腹臥位になったときに安楽に呼吸ができること，頸部に痛みが生じないことなど多くの配慮が必要です。

　また，はじめて腹臥位になるときは対象者も不安が大きい場合が多いので，対象者とよくコミュニケーションをとることが重要です。

### 1 対象者の上肢の位置

**✕ NG**
- 対象者の回転側上肢を身体の下に入れるとき，前腕回内位・手掌が下向きになると肩を痛めやすくなります

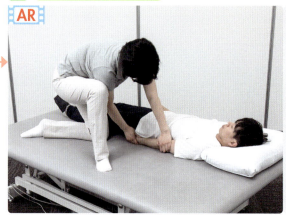

- 対象者の寝返る側の上肢は肘伸展位，前腕回外にします
- 対象者の手掌が臀部に当たるように手を入れます。また肘はなるべく胸郭に近づけます

### 2 構え

**! Point**
- 介助者の上肢は介助者の重心移動により生じる力を伝える役割なので，上肢のみで引っぱらないように注意します

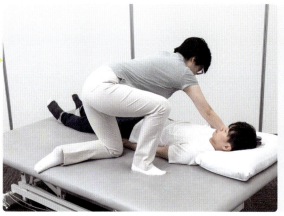

- 介助者は片膝立ちになり，対象者の肩甲帯と大転子付近に手を当てます

**運動と力の方向**
- 介助者は後下方に重心移動し，対象者は下側の体側を軸にして回転します

96

## 3 運動と力の方向

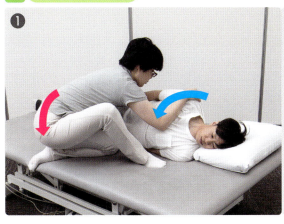

❶
- 対象者が側臥位になったら一度動きを止めます
- 対象者の胸郭前面に介助者の前腕を当て，対象者の体幹の重さを介助者の前腕で受けます

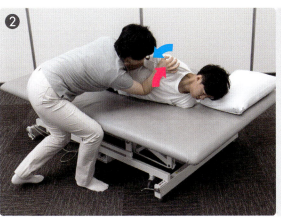

❷
- 重力で対象者の身体が回転してきますので，対象者の動きを支えながら介助者はさらに後下方に重心移動します
- 対象者の回転側の肩関節に負担がかからないように肩を抜きます

### Point
- 対象者が背臥位から側臥位までは介助者の重心移動が力源となっての動きとなり，側臥位から腹臥位までは重力が力源となります
- したがって対象者が側臥位になったところで介助者の動きが切り替わります。この動きが切り替わるところがポイントです
- 対象者が側臥位になったら介助者はベッドから降りるとさらに後下方に重心移動しやすくなります

## 4 終了姿勢

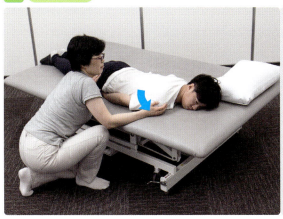

- 勢いよく倒れないようにゆっくりと下ろし，姿勢を整えます

## 2 長座位から腹臥位への寝返り

　この手技は介助開始時に対象者の顔が床に近づいていき，恐怖感を与えることがあります。ゆっくり動作を行うこと，対象者とよくコミュニケーションをとることが重要です。

!Point
- 対象者の肘はなるべく曲がらないようにします

### 1 構え

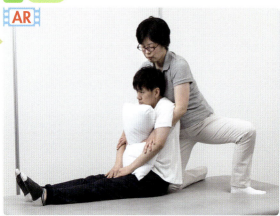

- 片膝立ちとなり回転する方向に介助者の重心を移動しやすい位置に下肢を置きます
- 立てる下肢はどちらでもよく，介助者の動きやすいほうに決めます
- 対象者の上肢が動作中にばらけないように，介助者は対象者の前腕を軽く把持します

### 2 運動と力の方向

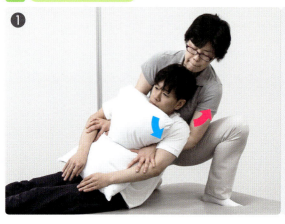

❶

- 対象者を少し後方に寝かせながら体幹を回旋させます
- 対象者の動きを邪魔しないように，介助者は対象者の動きに合わせて一緒に動きます

❷

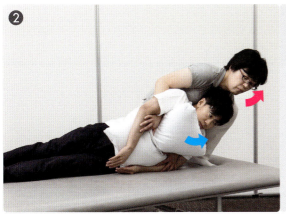

- そのまま介助者は対象者と一緒に動いていきます

!Point
- 対象者は一度動き出すと介助者からの力だけでなく重力も加わって腹臥位になっていきます
- 介助者は回転運動を補助するイメージで動き，スピードをコントロールします

3 終了姿勢

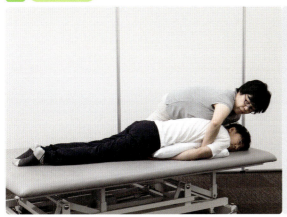

- 対象者の上肢が体幹の下になっている場合は外に出します

全介助法のトレーニング

# 3 腹臥位から背臥位への寝返り

　この手技は「背臥位に戻る」というイメージなので，対象者が苦痛を感じることが比較的少ないです。回転時下側の肩関節の保護には十分配慮します。

## 1 手技1　介助者側への寝返り

### 1 対象者の位置

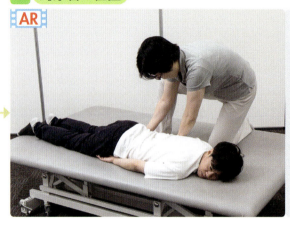

- 対象者の顔は回転と反対方向を向きます
- 回転時下側の上肢は肩内転，肘伸展，前腕回内位とし，可能な限り胸郭に近づけます

**Point**
- 「背臥位から腹臥位」と同様に，対象者が側臥位になったところで介助者の動きが切り替わります
- この切り替わるところを感じ取ることがポイントです

### 2 構え

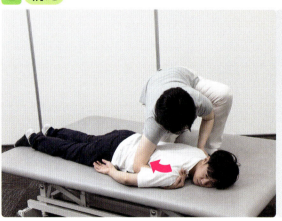

- 介助者は対象者の肩甲帯付近に片膝立ちとなります
- 回転時下側の肩関節側面に介助者の手掌を当てます
- 回転時上側の腋窩から手を入れ，肩関節前面に介助者の手掌を当てます

## 3 運動と力の方向

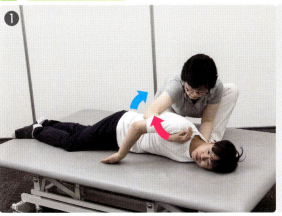

❶
- 対象者の肩甲帯下制方向に「あそび」を取ります
- 対象者の腹部が浮いて骨盤が転がるように，介助者は重心移動しながら前腕で胸郭をコントロールします
- 介助者は骨盤から転がり，体幹屈曲位で側臥位となります

> **Point**
> - 介助開始時に，対象者の肩甲帯の柔軟性を感じ取ります。どこまで肩甲帯が動けば体幹の動きにつながるかを探ります
> - 介助者はなるべく回転時上側を支えている側の脇を締めながら重心移動します

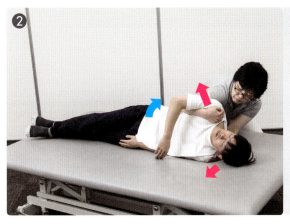

❷
- 対象者が回転してきたら回転時下側の肩関節を送り込みます

## 4 終了姿勢

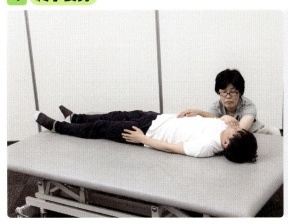

- 勢いよく倒れないようにゆっくりと下ろし，姿勢を整えます

## ② 手技2　介助者から遠ざかる方向への寝返り

### 1 対象者の位置

> **Point**
> ● 介助開始時の骨盤の動きを探るところがポイントです

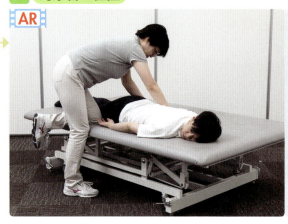

● 対象者の顔は回転と反対方向を向きます
● 回転時下側の上肢は肩内転，肘伸展，前腕回内位とし，可能な限り胸郭に近づけます

### 2 構え

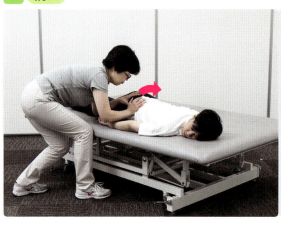

● 介助者は対象者の大転子付近に両手を当てます
● 対象者の骨盤が転がる方向を探ります

---

**Column**

### 重力も力源

　背臥位・腹臥位間の寝返りの特徴は，側臥位からは重力も力源となることです。動きが抗重力から従重力に切り替わるので，介助者はそのポイントを感じ取り，自分の動きを切り替えることが必要です。また回転時下側の肩関節への配慮はどの手技にも共通しています。

## 3 運動と力の方向

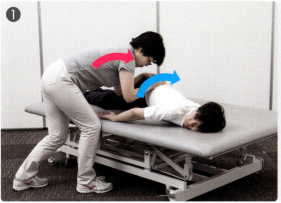

❶
- ある程度動いた時点で，介助者は片手を対象者の肩甲骨に当てて，体幹の回旋を補助します

> **!Point**
> - 動きはじめは対象者の股関節が屈曲します
> - 対象者の骨盤が動く方向に介助者が動いていきます

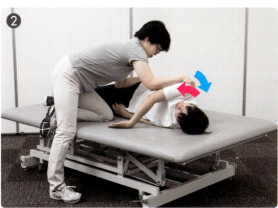

❷
- 介助者は対象者の動きが勢いよくなりすぎないように調整しながら一緒に動いていきます

## 4 終了姿勢

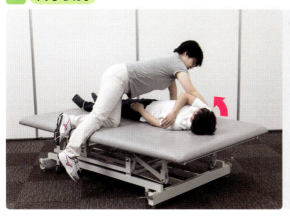

- 勢いよく倒れないようにゆっくりと下ろし，姿勢を整えます

全介助法のトレーニング

103

# Part
# 4

# 介助の実践

森田融枝・小泉千秋

Part4　介助の実践

# A 頸髄損傷完全四肢麻痺例：頸髄損傷完全四肢麻痺者に対する全介助方法

　この章では症例を通じて，前章までに紹介してきた介助方法をふまえ，実際の介助動作を紹介します。対象者に初見で対応する場合には，症例の身体機能を確認し安全に行うことを第一優先に介助方法を選択します。身体機能が確認できたあとには，介助を行う過程で可能な限り本人の残存能力を引き出し，将来的に動作の自立につながるように対応します。

## 1 背臥位から車椅子乗車までの介助

●症例の身体特徴
①下肢の伸展痙縮
②ハムストリングスの短縮
③過度の体幹屈曲（腹直筋の短縮）
④C6以下運動完全麻痺
⑤乳頭部以下感覚完全麻痺

### 1) ベッド上側方移動

　端座位をとるためにあらかじめベッドの中央から少し端へ移動します。
　下肢を自分の脚に乗せて臀部を浮かし，横へ移動する方法を選択します。

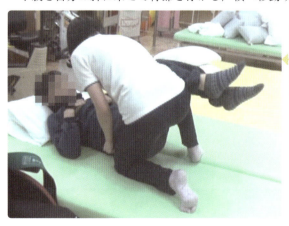

!Point
● 臀部の感覚・運動麻痺による褥瘡のリスクが高いため，皮膚の剪断力を減らします

## 2 背臥位から端座位への起き上がり

長座位保持が未習得であったため，背臥位から直接端座位になる方法を選択します．

### 1 臥位評価

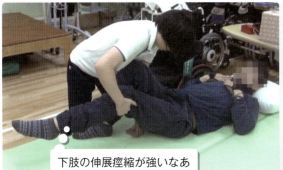

下肢の伸展痙縮が強いなあ

- 起き上がる際に身体のつながりを確認します
- 下肢の屈曲で抵抗感あり
  ⇒ "下肢の伸展痙縮が強い"ことがわかります

### 2 身体をまとめる

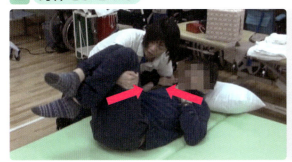

- 下肢・体幹を屈曲していく際に，身体をひとまとめにして起き上がりやすい形（姿勢）を探ります

**! Point**
- 痙縮の影響を最小限にするため下肢を深く屈曲させます

### 3 起き上がり

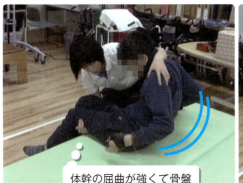

体幹の屈曲が強くて骨盤が前傾しにくい

- 上半身を起こしてくる際に胸腰椎移行部の屈曲が強く，動きが骨盤につながりにくいことを感じます

### 4 座位保持

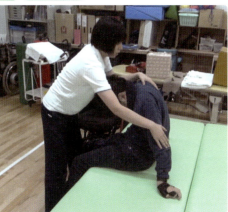

- 安定して座位がとれる位置に上肢をセッティングします

**! Point**
- 相手との身体の位置関係を変えずに起き上がり介助をします

**! Point**
- 端座位での安定性を確認します

## 2　端座位から車椅子座位への移乗

　体幹の屈曲が強く，骨盤が前傾しにくいことからクワドピボット・トランスファー変法を選択しました。

### 1　対象者の肩と介助者の側腹部が密着できる位置を探る

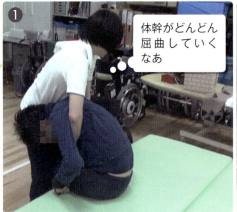

!Point
①対象者の脊柱・股関節の可動性（からだの「あそび」）を確認します
②骨盤前傾時に足の引き込みがないかを確認します

（左）体幹がどんどん屈曲していくなあ
- 対象者と介助者との身体を密着させるために体幹を前傾します
⇒介助者のほうに対象者を引き付けると体幹がどんどん屈曲していくため，うまく密着できません

（右）腹直筋とハムストリングスの筋緊張が強いなあ
- 対象者の腰椎を伸展，骨盤を前傾させて下部体幹の可動性を確認します
⇒伸展方向の抵抗感が強く，膝の屈曲も強まることが確認できます

### 2　構えの修正

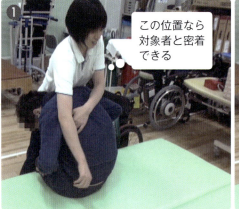 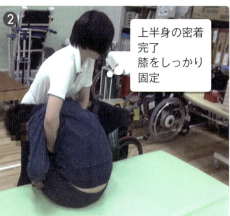

!Point
- 介助者が対象者の方に近づいて身体を密着させることで介助者は後方へ余裕をもって重心移動することができます
- 介助者が両手を組む際は対象者の肩甲骨外側に腕を当てるようにして介助者の肩に負担をかけないようにします

（左）この位置なら対象者と密着できる

（右）上半身の密着完了　膝をしっかり固定

- 介助者の側腹部と対象者の肩が密着できる姿勢を探ります
- 介助者はなるべく体幹を伸展させた姿勢で対象者と密着した状態を維持し，両手を介助者の胸の前で組みます

## 3 つり合いをとって回転させる

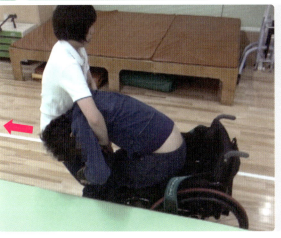

- 固定した膝や対象者との身体の密着を緩めないようにします
- 自分の体重を利用して重心を後方へ移動させ相手と重さのつり合いをとります
- つり合いがとれたところで回転させます

**Point**
- 介助者と対象者が密着したまま膝を支点につり合った状態で回転することがポイントです

## 4 安定した座位へ

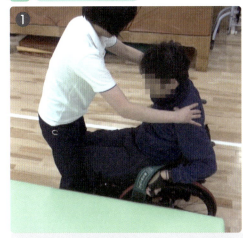
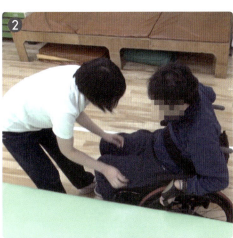

**Point**
- 座りが浅い，もしくは深い場合は，車椅子上での姿勢調整（p76〜81参照）を行い，安定した姿勢に修正します

- 対象者の姿勢が安定するところまでは手を離さずに対象者の身体をバックサポートに送り込みます
- 安定した座位がとれたら，服のシワをとって終了です

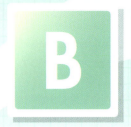

# B 脳卒中右片麻痺例(麻痺側下肢の支持が得られず,自力での立ち上がりが困難な例):ベッド上端座位から車椅子までの移乗介助

- 症例の身体特徴
  - ①麻痺側の支持性・随意性がほとんど得られない
  - ②麻痺側ハムストリングスの短縮による膝関節伸展制限
  - ③非麻痺側下肢支持での安定した立位が困難
  - ④失語症による口頭指示での理解不十分
  - ⑤発動性低下
- 方針
  - ①不安定な場面では非麻痺側での過剰なバランス反応や努力的な動きが見られるため,麻痺側下肢の支持を補償しながら動作に必要な力と運動方向を介助・誘導し,非麻痺側での動きを円滑に行えるようにします
  - ②細かい指示が入りにくいため,介助者は一緒に動きながら対象者が抵抗しない誘導を心がけます
  - ③動作の安定に伴って介助方法を変更し,介助量を減らして,対象者の自律的な動きを引き出します

## 1 症例の座位バランス評価

### 1 座位保持

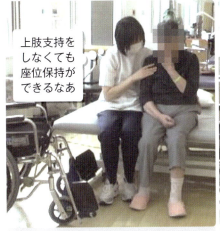

「上肢支持をしなくても座位保持ができるなあ」

- 非麻痺側上肢を支持面から離しても安定した座位保持ができます

**!Point**
- 座位の安定性・アライメントを確認します

### 2 座位での重心移動・前方リーチ動作

❶
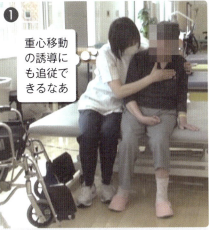

「重心移動の誘導にも追従できるなあ」

- 非麻痺側への重心移動の誘導に対して抵抗なく追従可能です

**!Point**
- 体幹の動きや非麻痺側下肢の反応を確認します

❷
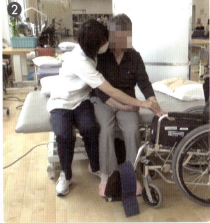

- 非麻痺側前方へのリーチ誘導に対して非麻痺側下肢の支持反応が見られるが，麻痺側下肢の支持反応は得られません

**!Point**
- 両下肢の支持反応と体幹の姿勢保持能力・非麻痺側上肢の操作性を確認します

### 3 座位から臀部離床時の反応（座位での側方移動）

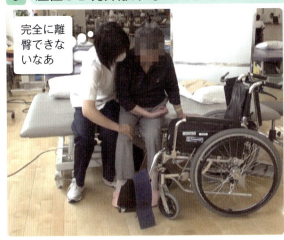

「完全に離臀できないなあ」

- 非麻痺側への横移動を促すが臀部を完全に離床させることが困難です

**!Point**
- 臀部離床時の両下肢・体幹の支持性を確認します

## 2 座位評価から移乗方法を選択する

　臀部離床時の非麻痺側下肢の伸展支持活動が少なく，介助量が十分に必要であったため前方からの介助方法を選択しました。非麻痺側上肢は立位時に支持手として使用する目的でアームサポートの保持を促しました。

### 1 開始姿勢の準備

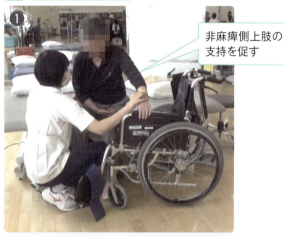
● 対象者の構え

- 非麻痺側上肢の支持を促す

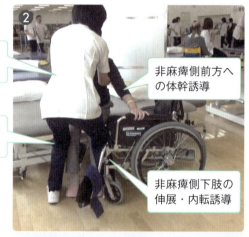
● 介助者の構え

- 胸郭を介助
- 麻痺側膝関節の伸展補助
- 非麻痺側前方への体幹誘導
- 非麻痺側下肢の伸展・内転誘導

### 2 結果

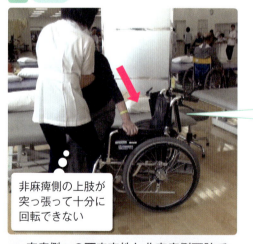

- 非麻痺側の上肢が突っ張って十分に回転できない
- 麻痺側への不安定性と非麻痺側下肢での支持が不十分なことから，非麻痺側上肢が努力的に突っ張ってしまい，非麻痺側への重心移動ができずに方向転換を促すことができません

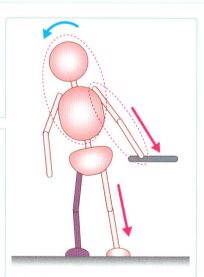

＊赤の矢印は対象者が出している力，青の矢印はその結果作用しているイメージになります

## 3 移乗方法の変更：非麻痺側上肢支持を用いない移乗介助方法に変更する

非麻痺側上肢の支持が移乗を妨げることになったため，非麻痺側上肢の努力的な反応を抑えることを目的とした移乗介助方法に変更しました．

### 1 開始姿勢の準備

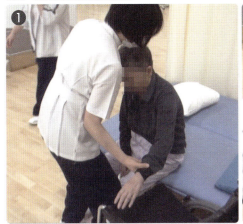

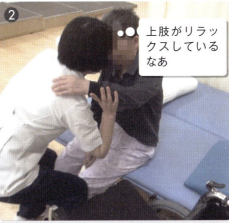

上肢がリラックスしているなあ

- 対象者の非麻痺側上肢がリラックスして動かすことができるかを確認します

**Point**
- 座位姿勢の安定と非麻痺側上肢に力みがないかを確認します

- 対象者と密着するために非麻痺側上肢を介助者の背中に軽く置くように誘導します

**Point**
- このとき非麻痺側上肢の努力的な反応を抑えます

### 2 立ち上がり・立位の介助

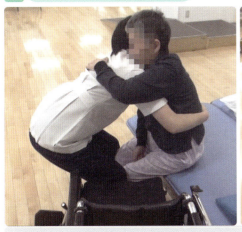

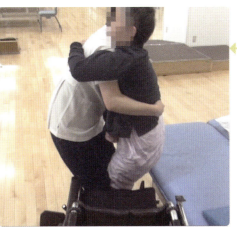

**Point**
- 下肢・体幹の支持活動に応じた支持面の変更と重心移動を意識します

- 対象者が非麻痺側下肢を優位とした立ち上がりが行えるように介助者は重心位置を探り，立ち上がりへと誘導します
- 非麻痺側上肢が力んでいないことを確認します

## 3 方向転換の介助

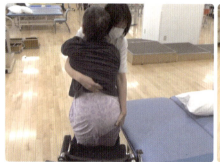

- 立位介助では坐骨に手を当て麻痺側下肢の支持性を補い，重心が麻痺側に傾かないようにします

> **!Point**
> - 非麻痺側下肢での支持性促通と立位の安定化を図ります

## 4 着座の誘導

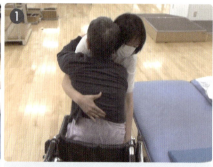

- 着座時の誘導も非麻痺側下肢での支持を優位としながら対象者が自律的に座っていくことができるように介助します

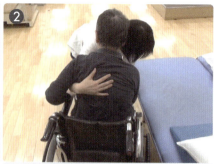

- 安定した座位へと誘導します

## 4 動作の安定にともなった介助方法の変更：移乗の自立に向けて

　1週間後非麻痺側下肢での伸展支持活動が安定して得られるようになり，非麻痺側上肢の固定的・努力的な活動が見られなくなったので，移乗の自立に向けた介助方法に変更しました。

> **!Point**
> - 非麻痺側を軸とした立ち上がり，立位誘導を意識します

### 1 開始姿勢の準備

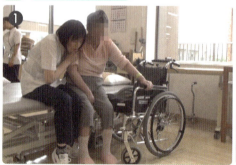

- 重心をやや非麻痺側に偏位した位置で麻痺側へ体幹が傾かないように保持します

> **!Point**
> - より対象者の自律的な動きを引き出しやすくするために，麻痺側（側方）からの介助を選択しました

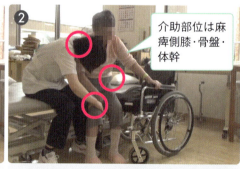

介助部位は麻痺側膝・骨盤・体幹

- 介助者は対象者が麻痺側へ側屈しないように麻痺側から身体を密着させます
- 麻痺側膝を介助し，麻痺側下肢での支持を補います

## 2 立ち上がりの介助

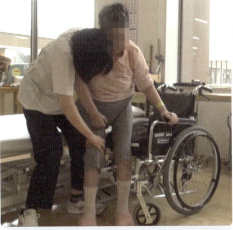

- 介助者は重心の前方への移動を促しながら，対象者が立ち上がるタイミングに合わせて誘導・介助を行います
- 介助部位：麻痺側下肢，骨盤，体幹

## 3 方向転換の介助

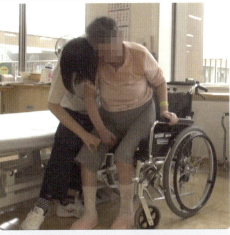

- 非麻痺側下肢を軸に方向転換を促します

### ! Point
- 介助者は対象者と密着し，体幹が麻痺側へ崩れない姿勢を保ちつつ一緒に動きながら誘導します

## 4 着座の誘導

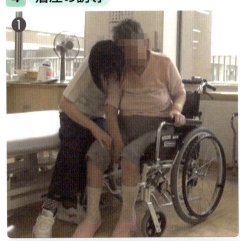

①

- 介助者は対象者の安定した立位を保持しながら，対象者の自然な座り込み動作を誘導します

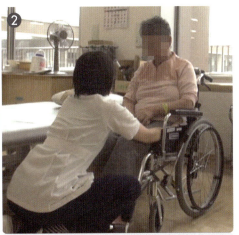

②

- 服のしわをとって移乗介助の終了です

　片麻痺症例では左右の肩甲帯を含む体幹・下肢の支持性が異なるため，介助者は対象者にとって立ち上がりがしやすい重心位置や姿勢を探ることが重要です。

# Part4 介助の実践

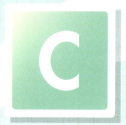

# C 高齢不全頸髄損傷例：
下肢機能を引き出す介助例
―背臥位から車椅子まで

- **症例の身体的特徴**
  ①大柄（178cm・85kg）
  ②脊柱の可動制限あり（後縦靱帯骨化症の既往）
  ③不全四肢麻痺あり（上肢＞下肢）
  ・随意筋活動は体幹や下肢の伸展活動が優位
  ・短期間立位保持可能な下肢の支持性はあるが，膝折れの危険性あり
  ④深部感覚障害による動作時の出力コントロールが困難
  ⑤軽度認知機能の低下と難聴による指示理解低下
  ⑥起居・移乗動作は要介助，日常の移動は車椅子介助
  ⑦留置バルーンと収尿袋の使用

- **方針**
  ①対象者が大柄で，脊柱の可動性が低下しています．身体機能向上と介助量の軽減のために，対象者の身体を分析的に動かしながら可動性を引き出します
  ②下肢の支持性を高めるために，立ち上がりや立位保持をとおして，残存している下肢機能を高める誘導を行います．過度な体幹の伸展活動を抑制し，体幹と下肢をつなげる支持活動を引き出します
  ③言語だけでは細かな指示が入りにくいため，身ぶりなど言語以外での指示伝達を促します

## 1 背臥位で動くための身体準備

### 1 寝返るための身体準備

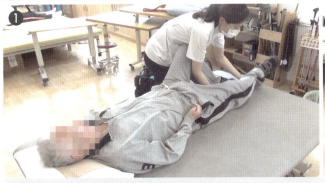
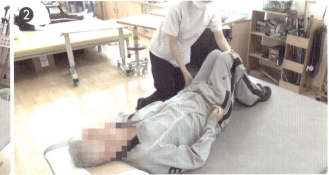

- 臥位での緊張状況を確認します
- 両膝を立て上肢を腹部の上へ置きます
- 収尿器の位置を調整します

**!Point**
- 身体が大きく重いため，動きやすくするために下肢を屈曲して体幹に近づけます

## 2 側臥位への寝返り

### 1 側臥位への誘導

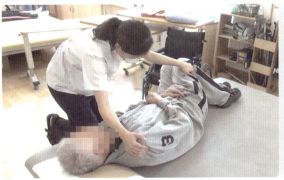

- 対象者には寝返る側を向いて一緒に動くように指示します
- 最初に両膝を手前に倒しながら骨盤を転がします
- 続いて上半身をやや屈曲させるように肩を動かします

**!Point**
- 下肢から体幹への分節的な動きを誘導します
- その際，介助者は支持面上で対象者の身体が転がることを意識します

### 2 安定した側臥位へ

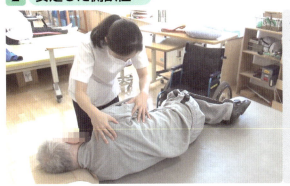

- 側臥位まで寝返ります
- 対象者の身体はやや屈曲位で保持します

**!Point**
- 側臥位を安定させるために伸展方向の筋活動を抑制します

## 3 側臥位から端座位への起き上がり

### 1 体幹を起こす準備

!Point
- 対象者の身体を分節的に動かすことで身体の重さの負担を減らします

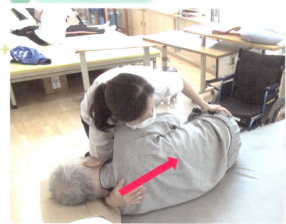

- 対象者の両下肢を先にベッドから下ろします
- 介助者は右上肢を対象者の頸部から肩甲骨まで密着させ構えます

### 2 体幹を起こす

!Point
- 体幹を起こす際,対象者の下肢の重さを利用します
- その際,介助者は対象者の体幹を引き上げるのではなく,肩から骨盤へ力を伝えて行います

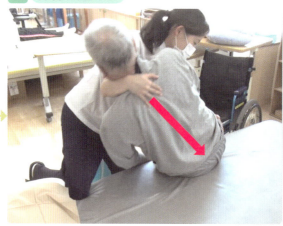

- 開始時に構えた位置関係を変えずに体幹を起こします
- その後,体幹を起こす動きに合わせて左上肢で対象者の骨盤を誘導します

### 3 安定した端座位へ

!Point
- 安定した座位保持の位置を確認します

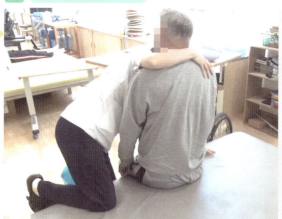

- 端座位まで誘導し,両坐骨で支持していることを確認します

## 4 移乗の準備：立ち上がり

移乗のための立ち上がり動作と立位保持を確認します。

### 1 開始姿勢の準備

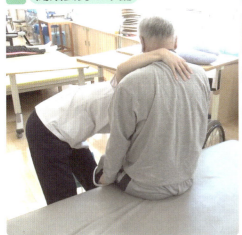

- ベッドの高さを調整し，臀部を前方に移動させ足底面全体を床に接地させます
- 収尿袋の位置を調整します

### 2 介助者の構え

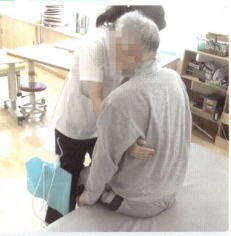

- 対象者の両腋窩を支え，両膝を軽く支えます
- 一緒に立ち上がるように声かけします
- 体幹を前方へ傾け下肢へ重心を移動し，下肢に筋収縮が起きるように誘導します

**Point**
- 立ち上がる際に荷重しやすい位置へ足部を調整します

**Point**
- 対象者の膝を軽く支えて膝折れを予防します
- 下肢へ荷重を促すため，過度に対象者の体幹が伸展しないように調整します

### 3 立ち上がり時の下肢機能の確認

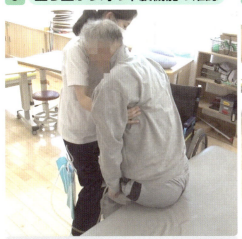

- 下肢に筋収縮が入るタイミングを確認し臀部が浮くまで誘導します

### 4 立位保持

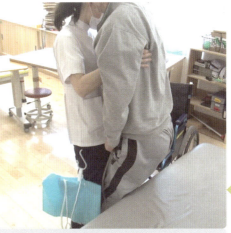

- 臀部が浮いた後，立位保持を行い，その後に着座します
- 可能ならば，数回立ち上がりを繰り返し下肢の筋活動を促します

**Point**
- 下肢に筋収縮が入りやすい方向やタイミングを確認し対象者を誘導します
- 下肢への支持感覚を対象者と一緒に確認します

**Point**
- 支持面内で立位が安定保持するように調整します
- 急に膝折れしないように体幹を前傾させながら下肢の遠心性収縮を促し着座速度を調整します

## 5 移乗の準備：車椅子に近づく臀部移動

車椅子へ移乗する際，介助負担を軽減するため，1度に方向転換せずに段階的に臀部を車椅子へ近づけます。

### 1 立ち上がる準備

!Point
- 車椅子のアームサポートやフットサポートなど移乗のために邪魔になるものは可能な限り取り外すか，位置を調整します

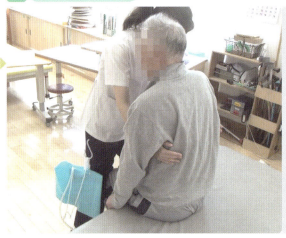

- 移乗する車椅子の位置を調整します
- 再度立ち上がるための条件（p119「立ち上がり」の 4 参照）を確認し立ち上がりを実施します

### 2 立位保持して移動

!Point
- 介助者は身体全体を利用して対象者の身体と重さのつり合いをとりながら車椅子方向へ移動します

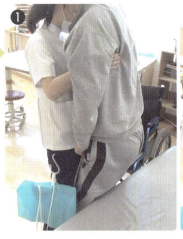
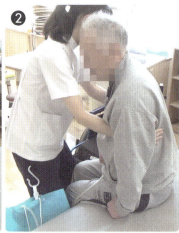

- 安定した立位保持まで誘導し，上肢と両膝を利用し対象者の身体を車椅子方向に移動し着座します

## 6 ベッドから車椅子への移乗

### 1 立ち上がり準備

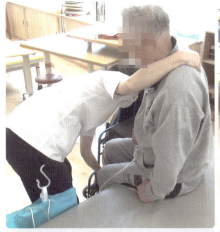

- 臀部を前方に移動させ足底面全体を床に接地します
- 対象者の車椅子側の下肢を反対の下肢よりやや前方の位置に接地します

!Point
- 対象者の下肢を移乗しやすく準備します

### 2 立ち上がりの誘導

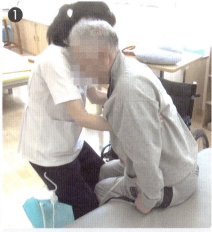

- 再度安定した立位まで誘導します
- 立位保持しながら身体を車椅子方向へ誘導します

!Point
- 車椅子へ移動のために臀部の移動方向と距離に注意します

### 3 着座誘導

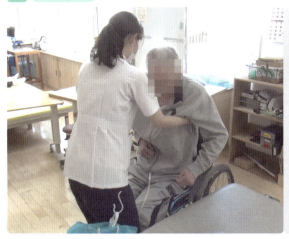

- タイヤなどに臀部が当たらないように注意しながら臀部を着座します
- 着座位置は可能な範囲で臀部を深めに座ります

!Point
- 着座位置は最初から臀部を深めに無理し過ぎず，再度やり直す前提で行います

## 7 車椅子姿勢の最終調整

### 1 立ち上がり準備

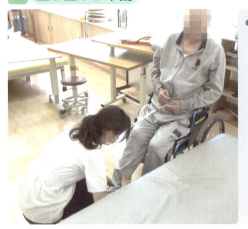

- 臀部を深く座るために両足部を車椅子に近づけます

### 2 臀部の誘導

!Point
- 対象者の臀部を深く移動するために立位での体幹前傾は大きめにします
- 対象者の膝を押す際, 膝を支点に下肢の伸展運動を促して臀部を深く移動します。その際, 体幹前傾位のまま膝を押します

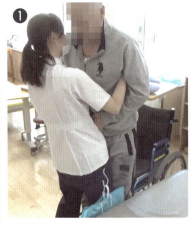 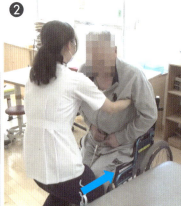

- 対象者の体幹前傾を大きくして再度立ち上がりを誘導します
- 着座時に体幹前傾角度を調整しながら対象者の膝を押して臀部を深く移動し着座します

### 3 車椅子姿勢調整

!Point
- 車椅子姿勢が安定したことを確認します

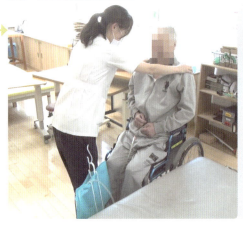

- 着座後に体幹を起こし正中位置に修正します
- 下肢をフットプレートにのせ安定した座位姿勢に調整します
- 尿収袋を車椅子に戻します
- 衣服を確認し, ヨレなどがあれば修正します

# Part
# 5

# 誘導入門：
## 能動的に一緒に動く

玉垣　努

# 1 クラインフォーゲルバッハの運動学[1〜8]

地球上の特に地上で生活している生物は，転ばないように常に安定した姿勢の中でさまざまな活動（行為）を遂行しています。その際，姿勢は無自覚的に制御されており，活動に応じて体幹や上下肢を用いて柔軟に反応しています。このように活動では身体の中枢部分に安定性を得ることで，末梢部分は自由でリラックスした探索活動が可能となります。また，その際の活動は周囲の環境との相互作用の中で成り立ち，バリエーションのある活動様式から各々の状況に合った活動が選択されていきます。

筆者自身は，頸髄損傷，脳外傷，脳血管障害，切断，脳性麻痺など多くの疾患の患者を経験してきました。これらの身体障害領域の患者に見られる共通項目としては，重力のある世界のなかで姿勢を保持するという，もっとも基本的な「基礎的定位」の障害を受けてしまい，患者は動けなくなるということです。

動けない状況には，麻痺や欠損のために動き方がわからない場合，姿勢を保持しようと柵や車椅子にしがみつく場合などがあります。そして何とか動こうと試みても，活動は姿勢制御に影響を受けているので，固定的な姿勢を変えられず，上肢の活動もバランス反応に影響され努力的で粗雑な操作しかできない場合が多くなります。結果として，環境に対して探索的な活動とは，ほど遠い活動になってしまいます。

「基礎的定位」の障害を受けた対象者は，活動を行う際にさまざまな身体反応を見せます。養成校で習った運動学は身体の構造や部分的な動きを知ることには役立つものの，現実の活動を言い表すには理解しにくいものでした。

クラインフォーゲルバッハ（Klein-Vogelbach）は複雑な身体構造を大きく5つのグループに分類（身体分節：body segment）（図1）して，その相互関係で活動の特徴を解釈する方法を提示するとともに身体の自由度や安定性の状況を表現することも可能にしました。

また対象者が重力のある世界のなかで倒れないように活動を達成するために，全身の支援（バランス）活動の状態や継時的変化（運動の拡がり）の見方も提示しています。この視点によって，対象者の身体がリラックスできているのか，動きやすい状況なのか，それとも緊張しているのかなど，対象者を把握する有効な手段となっています。また対象者の身体活動と床や座面などの支持面との関係を明らかにしてくれたことは，私たちが活動に介入する際に支持基底面へのアプローチの大切さを教えてくれます。

ここでは，移乗介助に関連がありそうなクラインフォーゲルバッハの運動学の考え方を，ほんの一部ですが紹介させていただきます。

● 図1　身体構造の分節化

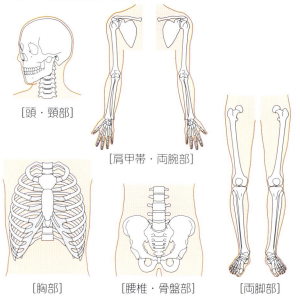

[頭・頸部] [肩甲帯・両腕部] [胸部] [腰椎・骨盤部] [両脚部]

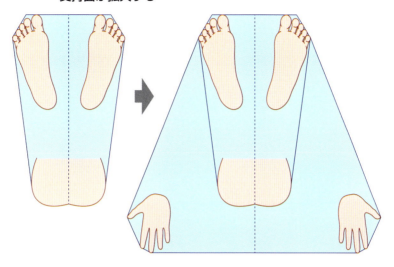

● 図2 座位時の支持面の変化：通常座位から手つき座位になると支持面が拡大する

## 1) 支持面（支持基底面）

　支持面（支持基底面）（Supporting area（Base of support））とは身体が床と接している面のことで，生物を支持するため，面は適度に広がっていること，変形に対し抵抗力があること（固さ），適度な摩擦があること（滑ることを防ぐ），慣性重力ベクトル対する面の空間的関係が，ベクトルの一部分または全てが面に向けられるような関係のとき，支持面が安定します。図2は，通常の座位と手つき座位での支持面の拡大を示しています。

　この支持面から，重心が外れていくと積極的な姿勢制御反応が起こってくることから，クラインフォーゲルバッハの運動学では，支持面の知覚が重要な因子となってきます。

## 2) 運動の拡がりと支援活動

　運動の拡がり（continuing movement）とは，身体中に伝播する運動の連続性です。運動や身体に制限がなければ予測可能な仕方で伝わるので観察することができます。誤った運動パターンでは予測された運動方向からはずれ非経済的になります。一般的には，目的活動の運動は末梢から中枢に拡がることになります。目的的な運動の拡がりと平衡反応で起こる運動を区分して**元の運動**（primary movement）と呼んでいます。

　そこで元の運動の背景となり，運動の拡がりを補償しているのが運動の拡がりの**支援活動**（buttressing continuing movement）（**図3**）です。運動の拡がりのきっかけを合目的にするための制動・制御機構として平衡反応の違いによりカウンターウエイト，カウンターアクティビティと分けています。

　ちなみに，カウンターウエイトの活性化（counter weight buttressing：CW）とは支援活動の1つで，運動の拡がりによって移動した身体（元の運動）と逆の方向に他の身体を移動させ身体の重さによる，やじろべえ様の制動・制御のことをいいます。支持面の積極的な変更が少ないのが特徴です。

　また，カウンターアクティビティ（counter activity：CA）とは，やはり支援活動の1つで，運動の拡がりによって移動した身体（元の運動）と拮抗する身体の筋活動による制動・制御のことをいいます。支持面の積極的な変更が起きるのが特徴です。

● 図3 運動の拡がりと支援活動

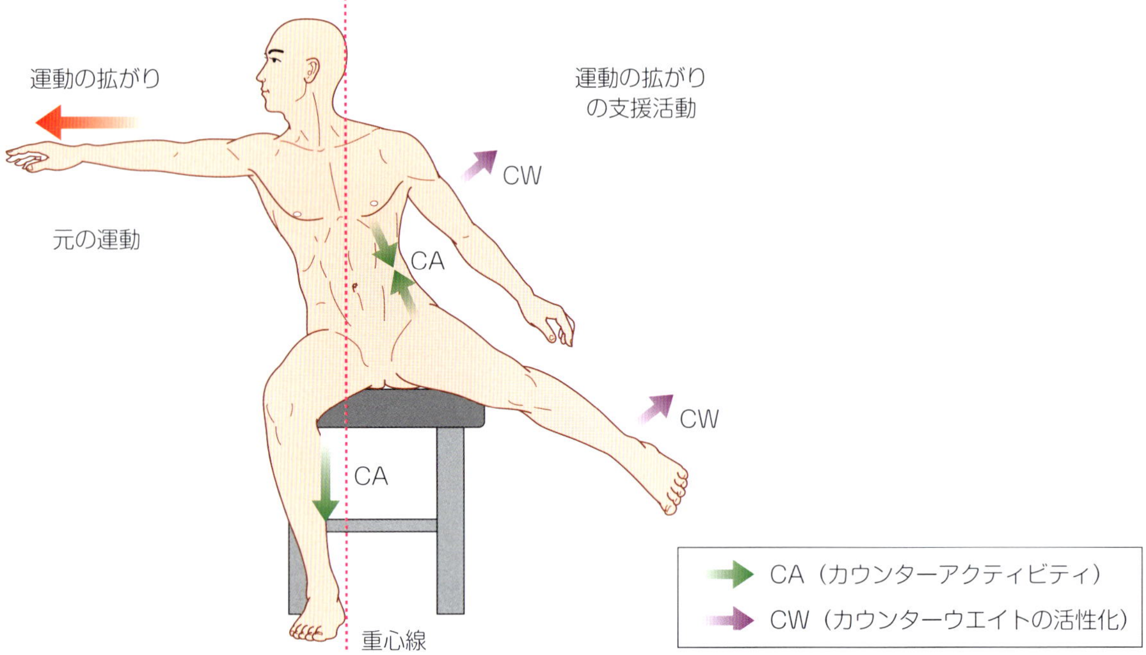

## 3 立ち上がり動作の個別性の分析に基づいた介助誘導

　立ち上がりといってもみんな同じではなく，健常者でも大きく動き方の傾向を変えて立ち上がっています。

　ここで，立ち上がりの分析として対照的な健常者2名を比較してみます。なお，3次元動作分析装置による分析は，反射マーカを図4のように15カ所に設定し，変動を少なくするため衣服をビニールテープで止めて装着し，空間での移動を記録しました。

　時系列データは各マーカ間をつないだ直線の変化角度を計測し，初期の角度を0°として表記しました。2名の違いを表現する分類方法として，大きく体幹の前屈を行い立ち上がる人（屈曲タイプ），あまり体幹を前屈せずに背筋群の反動で立ち上がる人（伸展タイプ）としました。

　屈曲タイプの人の多くは，座位姿勢において骨盤後傾位で脊柱が弯曲し，臀部の接触面が広い人が多いようです。立ち上がり動作では（図5左，図6上），時間がかかり，前屈の振り幅が大きく，重心が前方に大きく移動したあと体幹の伸展が起こっていることより，立ち上が

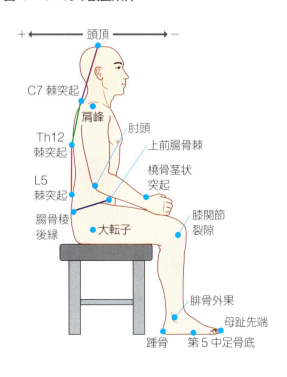

● 図4 マーカの設置条件

り時に必要な重心の前方移動を，体幹の重みを前方に大きく振り出すことで提供しています。つまり，カウンターウエイトを優位に活性化して立ち上がっていると分析できます。

　伸展タイプの人は座位姿勢においては，骨盤はほぼ中立位で体幹は伸展し臀部の接触面が狭い人が多いようです。立ち上がり動作では（**図5右，図6下**），伸展傾向の人は前屈の振り幅が狭く，早期に頭頸部，体幹の伸展が起こっていることより，前屈の振り出しを速く行い，重心が前方に行きやすくするために，体幹と頭頸部の伸展活動にてブレーキをかけ，その反動によって立ち上がっていると考えられました。つまり，カウンターアクティビティを優位に活性化して立ち上がっていると分析できます。

　これらの分析より，その人本来の立ち上がりを誘導することで，抵抗なく自然に近い形で動作が達成できるでしょう。

　具体的には，屈曲タイプには，スティック図のような体幹屈曲が大きい運動軌道をトレースする形で介助誘導を行うと，抵抗感なく自然な形で立ち上がりが成立しやすくなります。伸展タイプには体幹屈曲が小さく，早めに頸部，体幹が伸展するような介助誘導を行うことが望ましくなります。

　それでは，立ち上がりができない障害をもっている人に対して，どのように判断するかが問題になります。

　動作を始める前の姿勢制御は，そのまま動作に影響を与えると考えられます。屈曲タイプは，座位姿勢においてもカウンターウエイトを優位に保つため，両坐骨と仙骨を支持点とした3点座りで円背座位になりやすく，伸展タイプはカウンターアクティビティを優位に保つため，両坐骨を支持点とした2点座りで伸展座位になりやすいと考えられます（**図7**）。このように座位姿勢から立ち上がり動作の予測を行うことが可能となります。

● 図5　立ち上がり動作の分析

[屈曲タイプの立ち上がり]

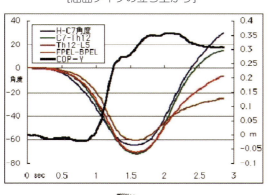

[伸展タイプの立ち上がり]

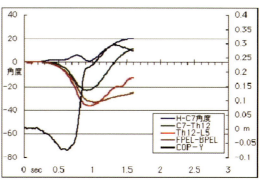

上：時系列データ
下：スティック図

● 図6　立ち上がり動作と支持面の変化

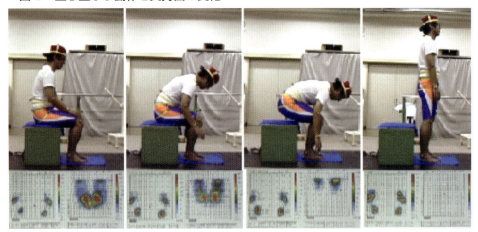

［屈曲タイプ］

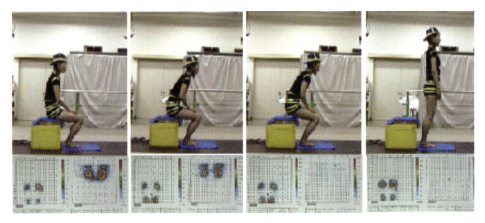

［伸展タイプ］

● 図7　屈曲タイプと伸展タイプの座位の傾向

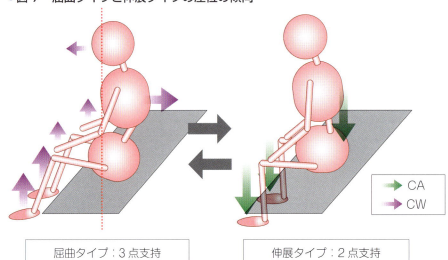

屈曲タイプ：3点支持
（体幹屈曲・両坐骨－仙骨支持）

伸展タイプ：2点支持
（体幹伸展・両坐骨支持）

→ CA
→ CW

# 2 生態心理学を用いた概念：ダイナミックタッチとは

現実の世界は環境と自分が別々ではなくて，相互に影響し合って成り立っています。環境から私たちが受け取る情報は，行為との関連において意味をもっています（これをアフォーダンスといいます[9]）。

その意味をピックアップするのが探索であり，私たちは探索しながら動いています。物の特性を探索し行為に応じて自由に選択することで，さまざまな情報を手がかりに動けるようになり，行為の柔軟性や融通性が高まります。

探索活動を可能とするのは，五感にあたる4つの知覚システム（視る，聴く，味わい嗅ぐ，接触）が支持面に安定して存在しているという「基礎的定位のシステム」の上に成り立つということです（図8）。

このように動きを知覚するためには安定していると知覚できる支持面が必要であり，また動くことでより強固に支持面を知覚することができます（これを知覚-行為循環といいます[10]）。この知覚された支持面は物理的な支持面の知覚だけでなく，精神的な安定にもつながると

考えられます。すなわち対象者は能動的に動くことで，自分のことや周囲（環境）のことに気づき，安心して動けるようになるのです。

ギブソン（Gibson）は，受容器への刺激とそれに対する感覚作用によってこのような印象が生じているとする伝統的な解釈を退け，能動的な調整作用をもつ"知覚システム"による"情報"のピックアップを基盤とする理論を提案しました[9]。例えば，見えない棒を振って対象の長さを知覚判断させると，実際の棒の長さと知覚された棒の長さはある程度の正確性を示した。対象を振ることによって，身体（手の接触部分）を越え空間的な延長（拡がり）を知覚できる。このような動的な触知覚の様相をダイナミックタッチと呼びました（図9）。

ここで，"ダイナミックタッチ"とは動的触運動覚と考えることができるでしょう。ターベイ（Turvey）[11]は，受容器の感覚が棒に投影されているのではなく，"棒の先端の機械的動揺に棒の長さと方向の情報が含まれ，その情報を知覚器官としての手が獲得する"と仮定してい

●図8　行為と知覚システムの関係性

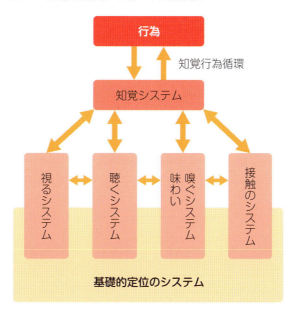

129

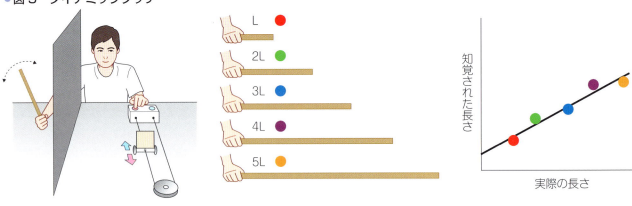

● 図9　ダイナミックタッチ

ます。ギブソン以降も，この仮説にもとづいた研究が積み重ねられ，剛体としての棒の長さや方向が，"ダイナミックタッチ"による棒の質量分布パターンの知覚にもとづいていることが明らかとなってきています。

## 3　患者の支持面を知覚する（遠隔触：リモートタッチ）

　移乗動作では必ず重心の移動と支持面の変化が起こります。先に述べたように動作を行う主体の人間は，無自覚的に支持面を知覚しながら動作を行っています。
　それでは，下半身や左右の半身が麻痺した脊髄損傷者や脳卒中の人はどうやって移動・移乗を行っているのでしょうか？　加えて，その人たちを移乗介助誘導する際，上手な介助者は対象者の支持面を知覚しているのでしょうか？

### 1　麻痺した身体を知覚できるか？

　ここで，確認しておきたいことは「感覚は知覚の必要十分条件」なのかです。感覚器で入力された多様な感覚情報をもとに，脳では過去の経験値に照らし合わせて知覚をもたらすとされています。従来の医学モデルではこのように学習されてきているはずです。しかし，このモデルだと感覚や運動の麻痺がある身体部位は知覚できないとなり，麻痺側へのアプローチがおざなりになってきました。
　ここで，麻痺が改善しなくても知覚できるというモデルを提案したいと思っています。ギブソンは環境に適応するために能動的な探索行為の重要性を提示し，ターベイらはダイナミックタッチを利用した知覚の実験的定量化を提案しています。近年，障害者モデルにおいても研究が進んでおり，Callero[12]らは上肢の感覚が脱失している脊髄空洞症のケース，Silva[13]らは運動が麻痺している片麻痺ケースにおいてもダイナミックタッチの知覚が有効であることを報告しています。筆者らも，完全麻痺の頸髄損傷者（以下，頸損者）において検証[14,15]し，運動・感覚の麻痺があっても知覚されていることを検証しました（図10）。
　ここでわかったことは，頸損は大きな意味での知覚は可能でしたが（長さの階層性を間違うことはない），健常者と比べると精度の点で劣るということです（感覚は精度に関与しています）。日常においてこの数センチが転倒や失敗体験につながり，身体知覚や行為が変容していくものと考えられます。

● 図10 神経障害とダイナミックタッチ

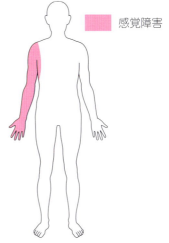
[アーノルドキアリ型脊髄空洞症]
(Carello, et al, 2006)

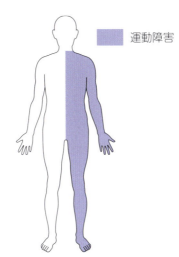
[脳血管障害（CVA）]
(Silva, et al, 2007, ICPA14)

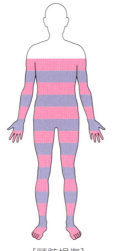
[頸髄損傷]
(Koike, et al, 2007, ICPA14)

感覚障害／運動障害

　しかし，これらの実験結果をもとに，麻痺していても動くことで知覚が可能であることは証明されています。セラピストが，いかに動きのないところに動きを入れるかによって，知覚できるか否かが変わってくるものと考えられます。たとえ介助であっても，対象者が現状を知覚しながら動く（または動かされる）ことは非常に意味があります。

　基礎的定位，つまり自分自身がどうなっているのかを知るために，支持面の知覚は重要です。多くの場合，患者は不安になり恐怖心がわき出てきて，身体を固めて緊張してしまうのです。支持面の知覚が促されれば，基礎的定位が働き，安心しリラックスして移乗というタスクが達成されやすくなるのです。

## 2　上手な介助者は対象者の支持面を知覚しているのか？

　セラピストは，上肢のリハビリテーション場面において，麻痺した患者の上肢を介助誘導しながら動かして課題遂行をする場面（図11）が多く見られます。

　筆者は患者の上肢をとおして，患者の動きや把持している物を感じているのではないかと考え，運動としては受動的な患者役と患者を介助誘導するセラピスト役との間で対象物の知覚が成立するかを，棒を振りその長さを知覚するというダイナミックタッチの実験にて，両者がそれぞれ棒の長さの知覚が可能であるかを検証[16]しました。まず棒を握る手は患者役の右手とし，セラピストは患者役の右上肢肘部と手背を支持し介助誘導しました。パネル操作は，お互いのパネルが見えないように設定し，患者役の右手はカーテンの向こう側に置いたままの状態で，左手でパネルを操作してもらいそれぞ

● 図11　食事介助誘導場面

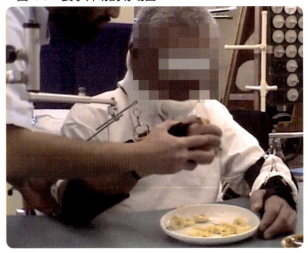

れパネルを操作して，長さの報告をしてもらいました（図12）。

結果として，「知覚した棒の長さ」は健常者においての1人で棒を振ったとき（以下，個人）とセラピスト役－患者役間で有意差がありませんでした。仮説としては，介助誘導実験の場合，患者役は右手で棒を握るだけであり，棒からの情報は受動的になり，棒の長さの知覚は困難と考えていました。しかし，結果よりセラピスト役に上肢を介助誘導されることは運動としては受け身的であるが，注意を向けることで自発的に知覚することが可能であることがわかりました。また，他人の手をとおしても対象物を知覚することが可能であることも示唆されました。

● 図12　介助誘導ダイナミックタッチ実験場面

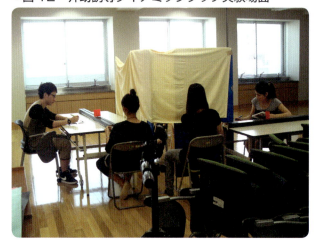

● 図13　盲人の杖は環境を知覚している

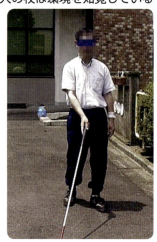

ここで，セラピストは対象者の身体を知覚することができるのかという疑問が出てきます。熟練したセラピストは臨床場面で，対象者の体幹や手を持って「右の坐骨に重心が乗っている」と提示したりすることがありますが，初心者にとっては訳がわからないとなってしまいがちです。先に述べた対象者の持っている棒そのものの知覚は可能ですが（ダイナミックタッチの知覚），ダイナミックタッチは，何も接触せずに空間で振ったときの知覚なので，その棒が外部環境である床や壁に接触してしまうとダイナミックタッチでは説明できなくなってしまいます。となると，知覚の可能性がなくなっているのでしょうか？　これは，「魔法の杖現象（視覚障害者の杖で環境を知覚すること）」などを代表とする，道具を用いた知覚で説明ができるのではないでしょうか（図13）。

Carello[18]はバークリー（Berkeley）[19]の"外在性"の問題に関する実験（図14）において，またはカッツ[20]は遠隔触（リモートタッチ）による知覚において，道具によって離れた場所を知覚できることを示唆しています。

筆者らもまた，四肢麻痺のある頸損者と健常者との比較において，バークリーの"外在性"の実験を追試し，感覚運動障害のある人のリモートタッチの可能性を検証（図15・16）[21,22]しました。その結果，道具と接触面の選択的注意に関しては，健常者では先行研究と同様に，道具と接触面の選択的注意においてはそれぞれ独立に知覚できました。

しかし頸損者は，道具の知覚時に接触面の性質の影響を抑制して道具を知覚することができますが，道具の性質の影響も被ってしまうことがわかりました。つまり，運動の仕方によって知覚が変化する可能性が高いのです。

ダイナミックタッチ（DT）は，基礎定位（身体感覚の獲得）のための方略であり，学習，時間，感覚も関係なく動かすことによって知覚できるためのシステムです。よって，急性期や回復期などの時間軸や麻痺などによる障害に左右されず不変と考えられます。

一方，リモートタッチ（RT）は，DTを基礎としてもったうえで環境にある情報（アフォーダンス）を触覚的側

● 図14 リモートタッチ（遠隔地触）の実験

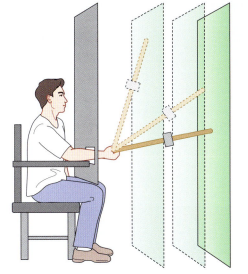

(a) 実験の状況：棒の長さは3種類，対象までの距離は3種類

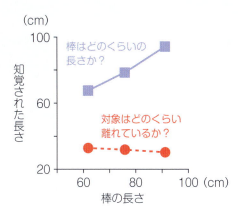

(b) 棒の長さの変化と，知覚された棒と対象までの距離

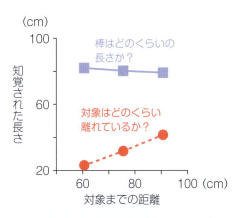

(c) 対象までの距離と，知覚された棒と対象までの距離

● 図15 頸損者のリモートタッチ実験

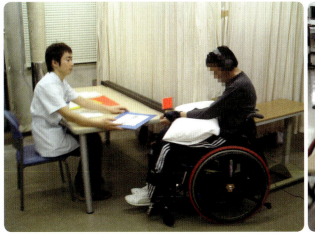
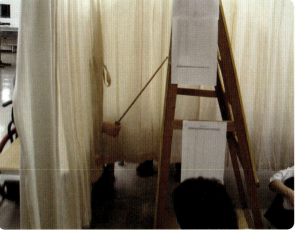

● 図 16 頸損者のリモートタッチ実験の結果

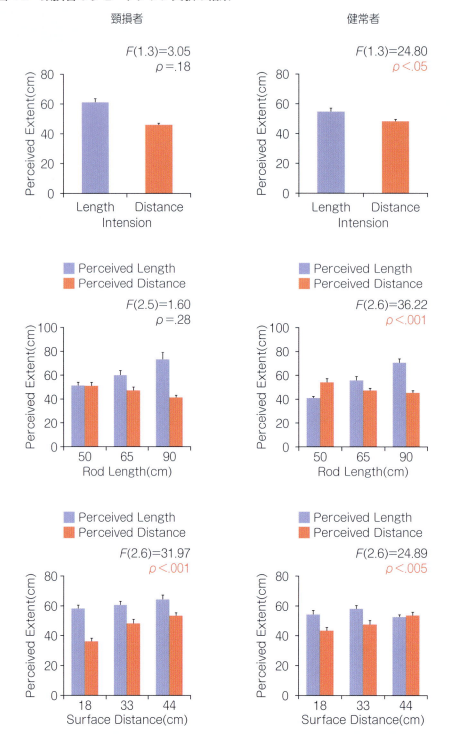

面から抽出する方略です。そのため，次の式で表記されます。

ダイナミックタッチ（DT）＝ I（慣性テンソル）
リモートタッチ（RT）＝ I ＋ $a$（$a$は支持面からの反力や接触から発生する音など）

ここで$a$は，学習が必要であり，時間軸と刺激量に相関して変化すると思われます。この$a$の知覚の精度を上げるには，学習や練習が必要であり，経験の積み重ねが重要であることがいえます。先の初心者のセラピストが知覚できず，熟練したセラピストが対象者の体幹や手からも，対象者の支持面が知覚できるといっているギャップも，技術や経験の差であることがわかります。

## 4 セラピストの技術の差が患者に与える影響

### 1) 身体間のコミュニケーション（共感）という考え方

日本古来の技術職である宮大工や古武術家たちの身体の使い方や感じ方の精度の高さは計り知れません。彼らは自分の身体をとおして対象物や相手（敵）を測ることを繰り返す職業でした。セラピストは，はたして精度が高いかかわりをしているのでしょうか。

対象者の活動について外見の分析だけでなく，相手の動きを自分の身体をとおして分析する，測ることが重要なのです。例えば，対象者が動くときにはどのような感覚を手がかりにしているのか，対象者の動きを私たちが感じ取ること（身体間のコミュニケーション）が大切となります。

このような身体間のコミュニケーションが成り立てば，セラピストが対象者の黒子となって，意図した動きや安心した動きを対象者に伝えることもできる可能性が高くなります。私たちはこれを「**治療的誘導**」と呼んでおり，対象者が活動を行う際に気づいてほしい感覚的な手がかりや運動を得られるように，能動的な探索活動を促すことを援助していくことです。対象者に対して，常にこのような感受性を高める努力をし続けなければならないと感じています。

### 2) セラピストの技術の差

患者は自己身体の基礎的定位が崩れたうえで，実際的に支持面が狭小したがために，恐怖心が発生します。動かねば知覚できないし，知覚できなければ動けない（知覚行為循環）ため，セラピストは行為に介入して，一緒に安心して動くことが重要と考えています。

熟練者と初心者の介入方法の違いを比較・分析することにより，若いセラピストの技術向上のヒントになるのではないかと考えて，比較検証[23, 24]をしてみました。

具体的な方法として，熟練者（14名）と新人（14名）の肩関節の関節可動域練習というパフォーマンスを，運動解析による定量的な評価と快 - 不快などの主観による評価を行い，特定の変数を指標に両者の比較を行いました。この研究における対象者は，本当の患者だと危険なため，模擬頸損者（**図17**）としました。それは，頸損者は肩の関節拘縮が起きやすいため，この手技が臨床場面でよく利用されるからです。

課題動作として，セラピストは模擬頸損者の手背と肘を持ち，肩関節の屈曲と水平外転の関節可動域練習としました（**図18**）。このとき，重心変動や動作解析，模擬頸損者の主観評価の比較検討を行いました。

結果として，比較したスティック図（**図19**）や重心変動量（**図20**）の一例をみても，安定性という観点でみると明らかに異なっていました。また，両者にかかっている力を算出すると熟練者が軽い力で操作している

● 図17　頸損者の車椅子座位と模擬頸損者

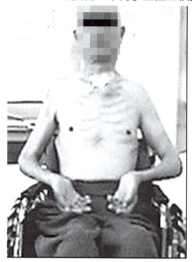
[第5頸髄完全麻痺の頸損者の車椅子座位]

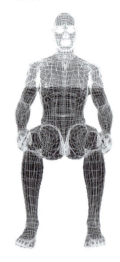
[運動感覚障害部位]

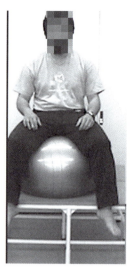
[頸髄損傷を模したバルーン座位]

● 図18　実験場面

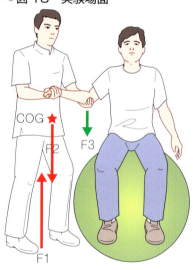

のもわかりました（図21）。各グループ14名での比較では，主観評価で熟練者8.2 ± 1.2点，初心者3.3 ± 2.1点で（p < 0.01），熟練者のほうが有意に快適であった（図22）ことに加え，課題動作中の重心動揺面積の比較（図23）では，有意に熟練者の方が狭かったことがわかりました。主観評価と関節可動域と重心変動量と実施時間の4つの因子に関して各因子間での相関分析をした結果，主観評価と重心変動量に最も高い相関が見られました（重相関 R = − 0.76）。

このことから，肩関節の関節可動域練習時のスティック図と重心の変動データにおいて初心者＞熟練者であったことより，初心者実施時には熟練者時より不安定性が大きくなっていると考えられました。

不安定な環境での重心の大きな変動は，意識，無意識にかかわらず「倒れる」という恐怖心を呈し，主観評価につながっていると思います。熟練者では，肩関節の関節可動域訓練という行為と同時に姿勢制御への情報を提供しているため，セラピストの手は外部固定のためではなく動くための指標となり，模擬頸損者は安心して動かされるため，上肢の緊張は軽減し，関節が動きやすくなると考えられます。この行為と同時に姿勢制御の情報を提供することが，介入技術の「コツ」といえるでしょう。

## ③ 技術の習得のための練習効果について

臨床場面においても同様に熟練者と新人とでは治療技術に差があることは，患者の変化からも身をもって体験することが多いものです。これまでセラピストの技術伝承に関する研究はほとんど行われていなかったこともあ

● 図 19 運動解析結果の一例

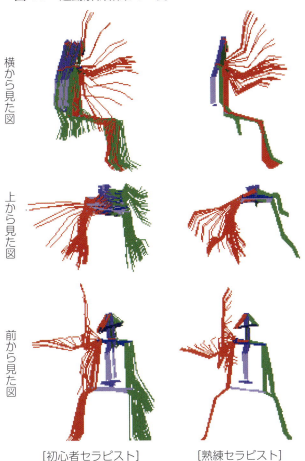

横から見た図

上から見た図

前から見た図

[初心者セラピスト]　　[熟練セラピスト]

● 図 20 重心変動の一例

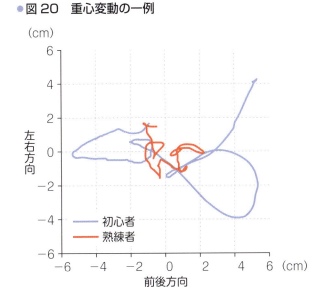

り，いかに合理的で効率的に技術向上が図れないかを検討するために，筆者は直接的な介入動作練習（以下，A群）と教科書的に階層立てた動作練習（以下，B群）とで技術向上の差を検証[25]しました。具体的には，上記の模擬頸損者に対する肩関節の関節可動域練習という課題です。

脊髄損傷作業療法講習会に参加していただいた理学療法士，作業療法士（18年度：122名，平均経験年数4年，19年度：74名，平均経験年数3.5年）を対象に実施しました。評価としては，患者役の被験者の主観評価で，18年度は4段階評価法，19年度はVAS（visual analog scale）法を利用しました。A群とB群の2群に分け，約1時間練習を行い練習前と練習後をそれぞれ記入し比較しました。はじめはA群が有利であろうと考えてい

● 図21 両者にかかる力の差の一例

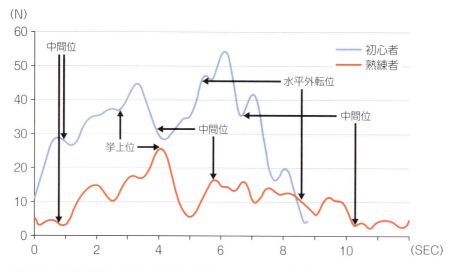

● 図22 主観評価で結果（有意に熟練者＞初心者）　　● 図23 被験者の重心変動量（SD面積）（有意に熟練者＜初心者）

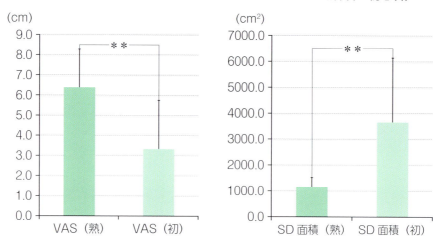

● 図24 技術伝達方法論の比較（結果：Aが非階層でBが階層）

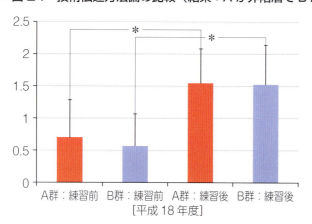
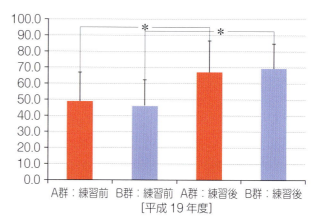

ましたが，結果としては1時間の練習は両群とも有意に
練習効果が見られました（**図24**）。

　しかし，教授方法による差はなく，両者ともに技術向
上の有効性を示し，直接的に実際の動作練習を行うこと
のみが技術向上の手段とは限らないことが示唆されま
した。

　今後，セラピスト数が増加傾向をたどるなかで，個人
のレベルや志向に合う形で技術研鑽に励むことができる
ように，実践的な技術内容を記載した文献や教科書等の
普及，実技講習会の利用など技術伝承や教授方法などの
選択肢を拡げていくことも重要ではないかと考えていま
す。あわせて教授方法論にかかわらず，臨床に対し高い
意識をもち続け試行錯誤することが，何よりも技術向上
への近道になるのではないでしょうか。

## 文献

1）Klein-Vogelbach S：Functional Kinetics. Springer-Verlag. Berlin,
Heidelberg, 1976.
2）Carriere B, 冨田昌夫監訳：スイスボール. シュプリンガーフェアラー
ク東京，2003.
3）Affolter FD, 冨田昌夫監訳：パーセプション. シュプリンガーフェ
アラーク東京，1993.
4）冨田昌夫：クラインフォーゲルバッハの運動学. 理学療法学 21（8）：
571-575，1987.
5）冨田昌夫：Klein-Vogelbach の運動療法. 理学療法学 12（4）：297-
304，1994.
6）佐藤房郎：クラインフォーゲルバッハの運動学. 理学療法の歩み（8）：
14-20，1997.
7）松田哲也，竹中弘行：クラインフォーゲルバッハの運動学の紹介―
その概念とリーチ動作を中心に. OT ジャーナル（6月増刊号）47（7）：
708-714，2013.

8）玉垣努：生態心理学―アフォーダンス. OT ジャーナル（6月増刊号）
47（7）：750-754，2013.
9）Gibson JJ：ギブソン生態学的視覚論―ヒトの知覚世界を探る. サイ
エンス社，1985.
10）Neisser U, 古崎敬訳：認知の構図. サイエンス社，1978.
11）Turvey MT：Dynamic touch. Am Psychol 51（11）：1134-1152,
1996.
12）Carello C：Physics and psychorogy of the Muskle Sense. Journal of
Ecological Psychorogy 2（1）：57-67, 2005.
13）Silva P, Hajnal A, Carello C：Perceiving Object Length by
ÀEDynamic Touch After a Stroke：A Case Study. ICPA 14th：147-
150, 2007.
14）Koike T, Tamagaki T, Miyamoto E：Dynamic Touch in Patients
with Cervical Spinal Cord Injury. ICPA 14th：151-154, 2007.
15）玉垣努，岡田行央，瀬戸初恵・他：ダイナミックタッチの知覚と上
肢感覚・運動障害の影響に関する研究. 日本作業療法学会抄録集
42：103，2008.
16）白石めぐみ，玉垣努，興祐介：介助誘導におけるダイナミック・タッ
チの検証―誘導される患者の知覚，誘導する OT の知覚. 日本作業
療法学会抄録集 45：183，2011.
17）玉垣努：麻痺した身体は知覚できるのか. 第21回活動分析研究大会
誌：401-404，2009.
18）前掲書 12
19）Berkeley G：An essay towards a new theory of vision. Turbayne
CM, ed, Works on vision. Westport, Greenwood Press, 1963, pp19-
102.
20）ダーヴィッド・カッツ，東山篤規・他訳：触覚の世界―実験現象学
の地平. pp81-83, 新曜社，2003.
21）玉垣努，小池琢也，宮本英美・他：頸髄損傷者による把持した対
象と衝突した隣接面の触知覚. 日本作業療法学会抄録集 45：202,
2011.
22）玉垣努，小池琢也，宮本英美：道具とそれを用いた接触面の知覚に
対する麻痺の影響について. 作業療法 32（4）：357-366, 2013.
23）玉垣努，岡田行央，瀬戸初恵：セラピストの治療手技の分析. 第19
回リハ工学カンファレンス講演論文集：205-206，2004.
24）對間泰雄，岡田行央，玉垣努・他：作業療法士の治療手技の分析.
第2報. 日本作業療法学会抄録集 41：825，2007.
25）兒玉恵理子，玉垣努，岡田行央・他：技術伝承の教授法に関する研究.
日本作業療法学会抄録集 42：854-854，2008.

# 索引

## あ

脚方向への移動　88
あそび　32
頭方向への移動　86
圧迫　9
アフォーダンス　129
移乗介助　66
移乗の準備　119
移乗方法の変更　113
移乗用リフト　7
一緒に動く　36
一体化　31
衣服のしわ　9
動きを感じる　13
運動学　124
運動の拡がり　125
エチケット　6
遠隔触　130
起き上がり　35, 44
押す構え　38
重さのつり合い　41, 57

## か

臥位移動　34, 86
開始姿勢を変える　37
介助者から遠ざかる方向への寝返り　102
介助者側への寝返り　100
介助者に近づく方向への移動　92
介助方法の変更　114
介助誘導ダイナミックタッチ　132
介入動作練習　137
臥位の安定　9
カウンターアクティビティ　125
カウンターウエイト　125
屈む　18
下肢を持つ　28
下方移動　88
構え　4, 38

からだの「あそび」　32
技術伝達方法論　138
屈曲タイプの立ち上がり　127
組み方　56
クラインフォーゲルバッハ　124
車椅子姿勢調整　122
車椅子上姿勢調整　76
クワドピボット・トランスファー　35, 54, 58
頸髄損傷完全四肢麻痺例　106
後方介助　46
後方への移動　78
高齢不全頸髄損傷例　116
股関節の動き　19
骨盤後傾　15
骨盤前傾　15

## さ

座位の安定　8
座位の傾向　128
座位バランス評価　111
坐骨支持　14
支援活動　125
時間　26
支持基底面　125
支持面　125
支持面の変化　128
支持面の変更　23, 44
姿勢の最終調整　122
重心移動のトレーニング　19
重心変動　137
上方移動　86
しわを取る　9
身体間のコミュニケーション　135
身体構造の分節化　124
身体準備　117
身体分節　124
伸展タイプの立ち上がり　127
スライディングシート　7, 87

ズレ力　　9
成長と介助法　　75
セラピスト　　2
前方介助　　44
相互関係　　24
側臥位への寝返り　　117
側方移動　　14, 90
側方への移動　　90, 94
蹲踞　　19

## た

大腿部に乗せる　　29
ダイナミックタッチ　　129
立ち上がり動作　　127, 128
立ち上がりを妨げる　　36
端座位移動　　82
端座位から車椅子座位への移乗　　108
端座位で坐骨を探る　　14
知覚−行為循環　　129
知覚システム　　129
着座誘導　　121
治療的誘導　　135
強さ　　26
つり合い　　41
つり合いの練習　　57
手の構え　　25
手の接触　　31
手を差し込む　　30
手を持つ　　27
臀部移動　　120
同化　　31
トランスファーボード　　7, 66

## な

寝返り　　35, 96
脳卒中右片麻痺例　　110

## は

背臥位から端座位への起き上がり　　107
ハネムーンリフト　　74
パントマイムのように動く　　31
引く構え　　40
膝立位　　88
膝立ち介助　　64
膝の固定　　56
膝を立てる　　29
表情　　4
腹臥位への寝返り　　96
フット・レッグサポート　　7
触れる強さ　　26
ベッド上横移動　　106
ポジショニング　　8

## ま

マーカの設置条件　　126
密着するための工夫　　53
持ち上げ介助の弊害　　67, 79
持ち上げない介助　　7
持ち上げる　　20
持つ　　27
元の運動　　125
腿乗せ移乗介助　　72

## ら

立位で支持面を意識する　　16
リモートタッチ　　130, 132
リラックス　　24
練習効果　　136

## 数字

2点支持　　128
2人で行う移乗介助　　66
3点支持　　128
3人で行う移乗介助　　69

リハビリ現場で使える
移動・移乗技術トレーニング
――写真と動画でステップアップ

2019 年 8 月 30 日　初版第 1 刷発行

編　集　　　平田　学
発行者　　　荘村明彦
発行所　　　中央法規出版株式会社
　　　　　　〒 110-0016　東京都台東区台東 3-29-1 中央法規ビル
　　　　　　営　　業　TEL 03-3834-5817　FAX 03-3837-8037
　　　　　　書店窓口　TEL 03-3834-5815　FAX 03-3837-8035
　　　　　　編　　集　TEL 03-3834-5812　FAX 03-3837-8032
　　　　　　https://www.chuohoki.co.jp/

装幀・本文デザイン　株式会社ジャパンマテリアル
イラスト　　　　　　メディカ，藤田侑巳
印刷・製本　　　　　図書印刷株式会社

ISBN978-4-8058-5937-7

本書のコピー，スキャン，デジタル化等の無断複製は，著作権法上での例外を除き
禁じられています。また，本書を代行業者等の第三者に依頼してコピー，スキャン，
デジタル化することは，たとえ個人や家庭内での利用であっても著作権法違反です。
定価はカバーに表示してあります。
落丁本・乱丁本はお取り替えします。